Das Medizinrad als Schlüssel zum Glück
Teil 8

*Für alle Medizinradbegeisterten, die mich begleitet haben
und mit denen ich lernen durfte,
für das Leben DANKBAR zu sein
und die alltäglichen Momente zu genießen*

Rita Kasparek

Das Medizinrad
als Schlüssel zum Glück Teil 8
Gutes für Körper, Geist, Herz und Seele

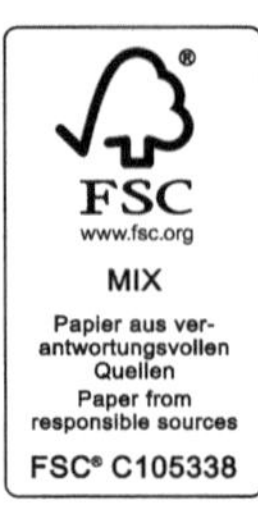

Hinweis

Das vorliegende Buch ist sorgfältig erarbeitet worden. Dennoch erfolgen alle Angaben ohne Gewähr. Die Autorin kann für eventuelle Nachteile oder Schäden, die aus den im Buch gemachten praktischen Hinweisen resultieren, keine Haftung übernehmen.

Inhaltsverzeichnis

Vorbemerkungen zum achten Band

Ihr lieben Medizinradfreundinnen und Medizinradfreunde!

Man könnte meinen, dass in den vorausgegangenen sieben Büchern bereits alles darüber gesagt wurde, wie glücklich es stimmt, rund ums Medizinrad des Sun Bear zu gehen.

Aber jedes Mal, wenn ich euer strahlendes Lächeln erlebte, sobald es um ESSBARE, DUFTENDE oder besonders SCHÖNE Pflanzen ging, wenn Ihr Blumen aus dem eigenen Garten entdecktet oder Bäume, die Ihr bereits persönlich abgeerntet oder umarmt habt, kam in mir regelrecht der innere Befehl, diese Erfahrungen aufzugreifen und niederzuschreiben.

Es geht hier um die überwältigenden Gefühle von Dankbarkeit und Freude, die ausgelassene Neugier des „inneren Kindes", das sich lustvoll dem Leben hier auf der Erde hingibt. Es geht um die Erfahrung, eine wahre, liebevolle Heimat gefunden zu haben, wo für alles und für alle GUT gesorgt ist.

Andererseits kenne ich aus eigener Erfahrung das erschrockene Erstaunen, warum mir die Frucht einer durchaus schön anzusehenden Blüte mit besonders bedeutsamem Text einfach nicht zuträglich ist. Bei manchen Menschen geht das bis hin zu schwerwiegenden allergischen Reaktionen. Dann ist dies ein wichtiger Ansatz, sich mit unseren Widerständen auseinanderzusetzen, um dem inneren Kind zu begegnen und ihm Trost zu schenken.

Das Medizinrad hat sich somit immer enger mit unserem alltäglichen Leben verwoben und ist zum ganz selbstverständlichen Begleiter geworden, besonders, wenn sich Fragen oder Probleme auftun, die SCHNELL gelöst werden wollen.

Ein kurzer Blick in den Garten, ins Gemüsefach, das Wohlbehagen eines Aromaöls oder Küchengewürzes, oder auch der spontane, oft unerklärliche Ekel vor einer Speise, die andere Menschen vielleicht sogar köstlich finden, kann uns den Weg aufzeigen, mit unserem tiefen inneren Wissen in Verbindung zu treten.

Besonders schöne Momente ergeben sich beim gemeinsamen Feiern, wenn die Mahlzeiten frisch zubereitete, jahreszeitlich aktuelle Komponenten enthalten, sozusagen vor der eigenen Haustüre gereift sind.

In unserer modernen Welt, wo alles geprüft, kontrolliert und überwacht sein will, ist vieles an altem, überliefertem Wissen verloren gegangen. Kein Wunder, dass wir Gartenkräuter, die unsere Urgroßmütter noch ganz selbstverständlich verwendeten, kaum noch kennen! Umso mehr fasziniert mich, dass die Wissenschaft mittlerweile viele Inhaltsstoffe entschlüsselt hat und diese Erkenntnisse für die Medizin nützt. Natürlich wissen wir deshalb auch besser über mögliche Nebenwirkungen, Verwechslungsmöglichkeiten und ungeeignete Anwendungsgebiete Bescheid.

Mir geht es in diesem Buch ausschließlich um die dankbare Begegnung mit unserer wunderschönen Welt und mit ihren Pflanzen, die so vollkommen geschaffen sind, ohne Zutun von uns Menschen, rund und stimmig, und über die wir längst noch nicht ALLES wissen!

Fazit: Ihr findet hier keinen Ernährungsratgeber, kein Kochbuch, kein medizinisches Fachwissen!

Viel Spaß beim Staunen, Ausprobieren und Weiterforschen!

Lasst uns dieses Mal mit besonderer Dankbarkeit und Freude ums Medizinrad gehen!

Namaste Eure Rita

Überblick

Der beigefügte Plan hilft Dir, die gesuchten Positionen leicht aufzufinden.

Vorbereitung

Stelle Dich zum nördlichsten Stein (Nr. 9) mit Blick zum großen Schöpferstein und frage respektvoll um Erlaubnis, am Medizinrad anwesend sein zu dürfen!

Legeplan

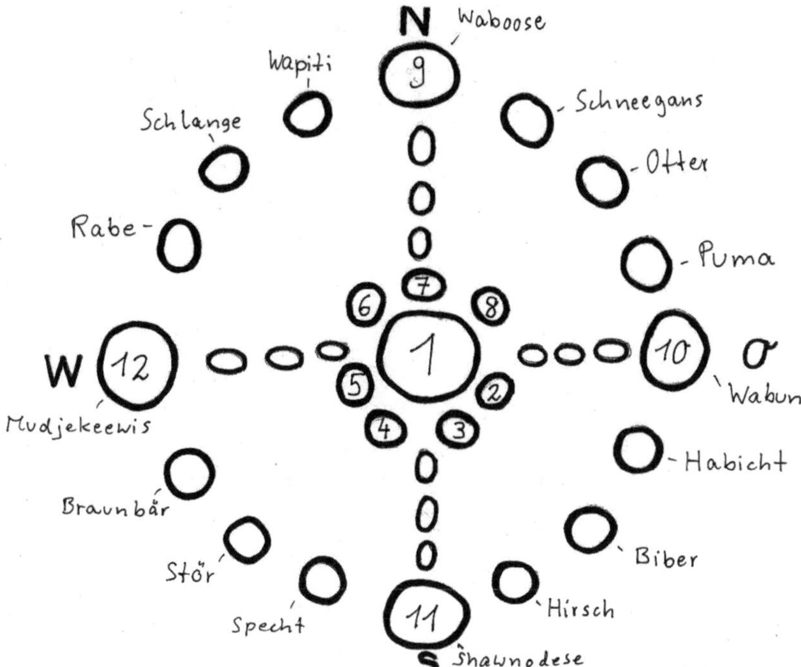

Bitte Waboose, den geistigen Hüter des Nordens, Dir schützende Kraft zu schenken und Dich zu begleiten! Umkreise nun das Rad im Uhrzeigersinn, immer die Augen zur Mitte gerichtet!

Ankommen im Kreis

Wie gewohnt, darfst Du als erstes Deine Geburtsposition aufsuchen und begrüßen.

Winter:
　　Schneegans: 22. Dezember - 19. Januar
　　Otter: 20. Januar - 18. Februar
　　Puma: 19. Februar - 20. März

Frühling:
　　Habicht: 21. März - 19. April
　　Biber: 20. April - 20. Mai
　　Hirsch: 21. Mai - 20. Juni

Sommer:
　　Specht: 21. Juni - 22. Juli
　　Stör: 23. Juli - 22. August
　　Braunbär: 23. August - 22. September

Herbst:
　　Rabe: 23. September - 23. Oktober
　　Schlange: 24. Oktober - 21. November
　　Wapiti: 22. November - 21. Dezember

Auswahl der passenden Pflanzen und Botschaften

Du hast verschiedene Möglichkeiten, DEINE **HEUTE** benötigten Seelenpflanzen zu finden. Bedenke dabei: **Jede Blüte birgt in sich die vollkommene Energie der ausgewachsenen Frucht, des Samens, der künftigen Pflanze, die Du genießen darfst. Übe Dich in Dankbarkeit!!!**

Intuitive Vorgehensweise

Komme einen Moment in die Stille, konzentriere Dich auf ein bestimmtes Anliegen, oder lass einfach das RICHTIGE auf Dich zukommen! Jetzt darfst Du eine beliebige Seite aufschlagen und neugierig sein, worauf Dein Auge als erstes fällt.

Vielleicht wählst Du eine Blüte, die Du nicht kennst, eine Pflanze, die wild wächst und von der Du gar nicht wusstest, dass oder wie sie essbar sein sollte. **Dann sollst Du sie natürlich auch nicht essen!!!** Aber Du kannst mit ihr arbeiten. Vertraue auf Deine Eingebung!

In Teil Zwei des Buches erwartet Dich ein kurzer Überblick über die Inhaltsstoffe. Wenn Du mehr erfahren möchtest oder neugierig wurdest, wie die Menschen in früheren Zeiten oder in anderen Kulturkreisen diese Blüte, ihre Blätter, die daraus entstehenden Früchte, ihre Samen verwendet und zubereitet haben, findest Du sicher zahlreiche Hinweise im Internet, einiges auch im Literaturverzeichnis.
Natürlich freue ich mich auch auf Deine persönlichen Nachfragen!!!

<u>**Arbeit mit dem Inhaltsverzeichnis**</u>

A: Suche im Inhaltsverzeichnis heraus, was Dir besonders gut schmeckt, welche Zutat Du sehr häufig benützt, einen Geruch, den Du liebst …
B: Wähle eine Pflanze aus, die Dir unangenehm ist, auf die Du vielleicht sogar allergisch reagierst!
Im zweiten Teil des Buches kannst Du Dich dann über die Inhaltsstoffe und Anwendungsmöglichkeiten informieren. Danach betrachtest Du die zugehörige Blüte im ersten Teil des Buches.
Wer sich mit den einzelnen Pflanzen, Inhaltsstoffen, Wirkungen und der Zubereitung der erwähnten Obst- und Gemüsesorten, Kräuter und Gewürze oder die Besonderheiten daraus gewonnener Düfte intensiver beschäftigen möchte, findet genügend Wissenswertes im Internet, gern auch in alten Büchern und den Überlieferungen der Volksheilkunde.

Nütze die Literaturhinweise!

Hier findest Du zahlreiche weiterführende Anregungen.
Auch ich habe im Lauf der Jahre so viele Informationsquellen benutzt, dass ich zum Teil nicht mehr zuordnen kann, woher ich einzelne Informationen übernommen und abgespeichert habe.
Man möge mir das Verzeihen! Ich bin einfach dankbar, dass wir immer das Richtige zur rechten Zeit und am rechten Ort vorfinden dürfen.

Schritt für Schritt im Lauf des Jahres

Für jede Jahreszeit gibt es Obst, Gemüse, Tees, Gewürze, Düfte, die besonders gut zum Medizinrad passen. So lässt sich für die ganze Familie oder Gruppe sogar ein „Menü" kreieren, das allen GUT tun wird.

Wähle einfach die passenden Zutaten aus! Schau gerne auch noch beim aktuellen Monat nach, besonders bei Geburtstagsfeiern oder Festen zu einem aktuellen Anlass!

Winter
Erde, Waboose, drei Schritte des Nordens

Frühling
Sonne, Wabun, drei Schritte des Ostens

Sommer
Mond, Shawnodese, drei Schritte des Südens

Herbst
Sonne, Mond, Mudjekeewis, drei Schritte des Westens

Zusätzlich findest Du im Innenkreis bei Mutter Erde, Vater Sonne und Großmutter Mond für euer leckeres gemeinsames Essen immer noch zusätzliche Bestandteile, die für ALLE passen.

Das Beste am Medizinrad ist, dass es immer wirkt, sogar, wenn wir es nicht von unserem „klugen Verstand" her wissen.
So kannst Du Deiner Familie, Deinen Freunden GUTES tun, ohne übergriffig zu sein. Ihr lasst euch einfach in Dankbarkeit die Gaben schmecken, die uns das Leben schenkt. Die Freude, das Genießen des Körpers sprechen ihre eigene, wirkungsvolle Sprache.

Arbeit an Deiner Geburtsposition

Wähle eine passende Zutat aus dem Innenkreis, eine Komponente des Geisthüters oder des zugehörigen Innenweges und ein Blütenbild Deines Geburtsmondes!

<u>Schneegans:</u> Erde/Schildkrötenklan; Waboose/Reinigung
<u>Otter:</u> Erde/Sonne/Schmetterlingsklan; Waboose/Erneuerung
<u>Puma:</u> Erde/Mond/Froschklan; Waboose/Reinheit

<u>Habicht:</u> Sonne/Mond/Donnervogelklan; Wabun/Klarheit
<u>Biber:</u> Sonne/Erde, Schildkrötenklan; Wabun/Weisheit
<u>Hirsch:</u> Sonne, Schmetterlingsklan; Wabun/Erleuchtung

<u>Specht:</u> Mond, Froschklan; Shawnodese/Wachstum
<u>Stör:</u> Sonne/Mond/Donnervogelklan; Shawnodese/Vertrauen
<u>Braunbär:</u> Mond/Schildkrötenklan; Shawnodese/Liebe

<u>Rabe:</u> Sonne/Schmetterlingsklan; Mudjekeewis/Erfahrung
<u>Schlange:</u> Mond/Froschklan; Mudjekeewis/Einsicht
<u>Wapiti:</u> Sonne/Mond/Donnervogelklan; Mudjekeewis/Stärke

Mit der Zeit lernst Du immer besser, Dich bei jeder Mahlzeit, beim Erschnuppern von Düften, beim Zubereiten der Gemüse, Salate, Früchte und Tees mit dem Medizinrad zu verbinden, was letztendlich heißt: mit ALLEM, WAS IST.

Im Lauf der Zeit übernimmt Deine gesunde, natürlich erzeugte Nahrung die Aufgabe des Energiebildes, weil Du Dich tief in Deinem Herzen an den wundervollen Ursprung jeder Pflanze erinnern kannst.
Du tauchst ein in das von LIEBE GEZEUGTE Wachstum des Lebens.

<u>Hinweis:</u> Warum die Pflanzen und die Bilder der Blüten sogar „körperlich" wirken, ohne dass Du im physischen Kontakt mit ihnen bist, kannst Du bei Clemens Kubi erfahren (s. Literaturhinweise)

14

Dankbarkeitsübung

Als erstes liest Du Dir laut den zugehörigen Text vor.
Dann betrachtest Du aufmerksam das Bild.

Während Du tief einatmest, denke daran, dass Du die vollkommene
Gesundheit und Medizinkraft dieser Pflanze in Dich einströmen lässt.

Nun halte den Atem an, spüre, wie diese Energie Deinen Körper durchströmt, Deinen Geist erhellt, Deine Sinne erfreut.

Beim Ausatmen lässt Du alle ungesunden Anteile los, die Dich behin-
dern und krank machen.
Die Pflanze hilft Dir in ihrer natürlich geschaffenen Vollkommenheit,
gereinigt und befreit zu werden von allem, was Dich von der Erkenntnis trennt, dass Du GANZ, GELIEBT und VOLLKOMMEN bist, so wie
diese Pflanze.

Spüre die Dankbarkeit und Freude, die Dich mit der Mitte des Rades,
mit GOTT, dem Universum, dem ALLEINS verbindet!
Wenn Dir das ausgewählte Obst, Gemüse, Gewürz, der Duft zuträglich
ist, wiederholst Du diese Übung mit der realen Frucht oder Essenz, die
Dich soeben erfreut.
**Genieße mit allen Sinnen, wie köstlich, nährend, vertraut und berüh-
rend sich die Farbe, der Geschmack, der Duft dieser Blüte, der Blätter, der Früchte, der Samen in Deinem Körper und in Deinem Herzen
anfühlen!**

Übrigens, die Anregung zu dieser Atemübung verdanke ich dem tibeti-
schen Mönch Tulku Lobsang Rinpoche.

**So verbindet sich unsere Freude über Genossenes und Geschenktes
immer auch mit all den vielen Händen, die mitgeholfen haben, uns zu
nähren, und letztendlich mit unserer Mutter Erde.**

Mutter Erde

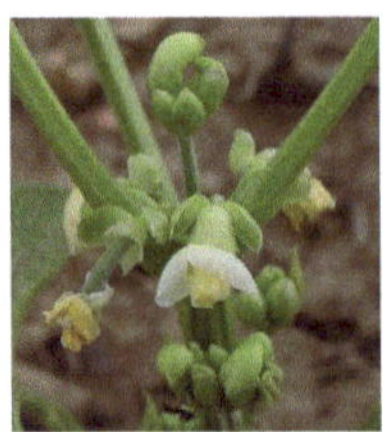

Bohne
Public Domain
Leo Michels

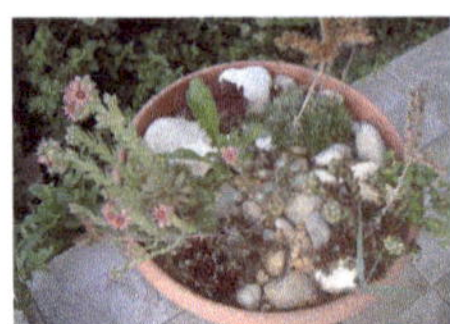

Hauswurz

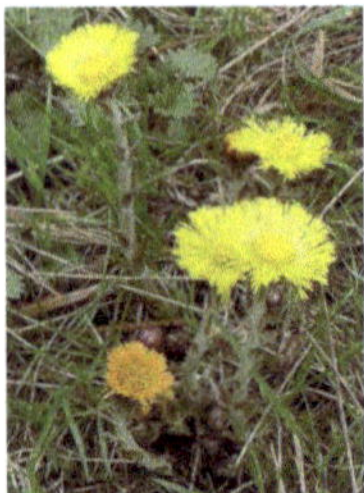

Huflattich
Public Domain
Leo Michels

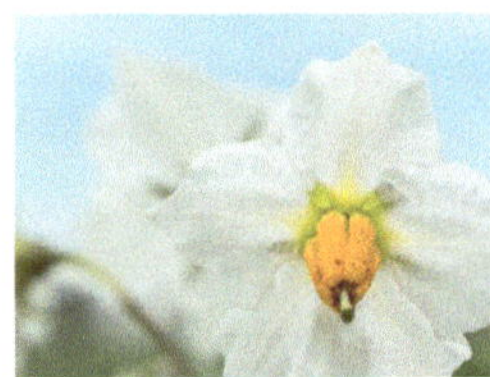

Kartoffel
Pixabay: Didgeman

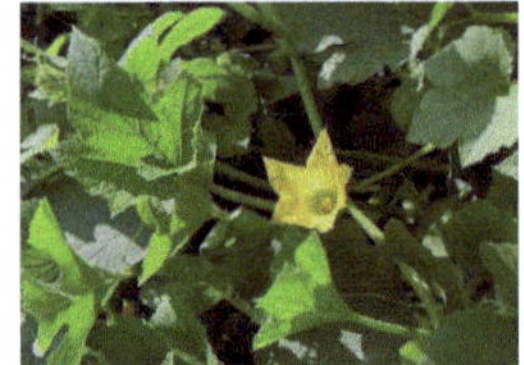

Kürbis
Public Domain: Leo Michels

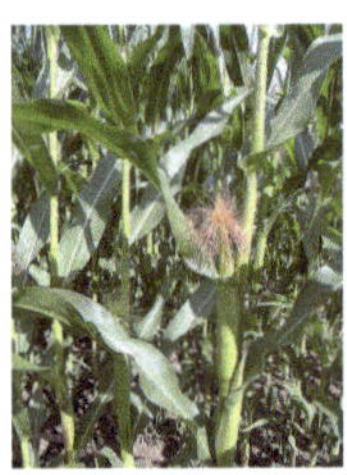

Mais

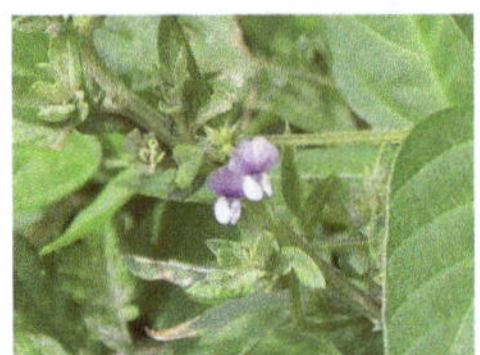

Wilde Sojabohne
CC-BY-SA-3.0 Unported
Dalgial

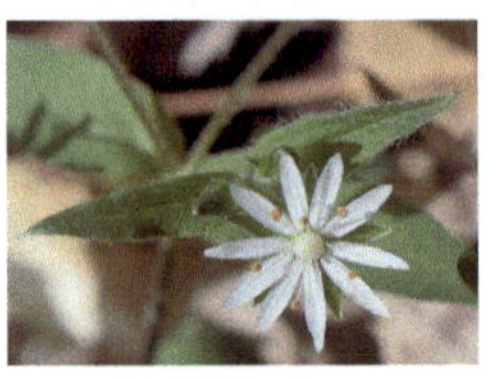

Vogelmiere
Pixabay Jan Haerer

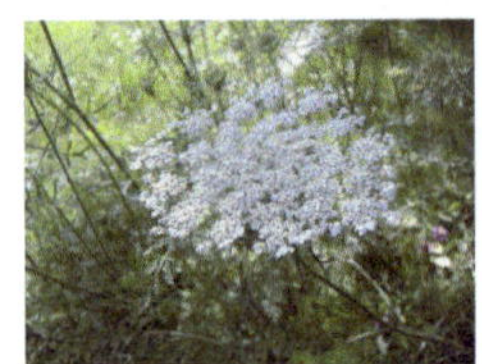

Wilde Möhre / Karotte

Die Botschaft der Pflanzen

Bohne sowie Sojabohne
Ich fühle mich gut genährt, getragen und geborgen.
Dankbar erfahre ich mich im Fluss des Lebens.

Hauswurz
Ich erfreue mich der weiblichen Anteile meines Seins. Dankbar zeige ich
meine Weiblichkeit nach außen und fühle mich dabei rundum gesund.

Huflattich
Ich bleibe mir in schwierigen Lebensumständen treu und erschließe mir
tapfer neue Kraftquellen. Wo es nötig ist, passe ich mich an.

Kartoffel
Ich fühle mich hier auf der Erde gut angekommen, bin bereit mein Bes-
tes zu geben und übernehme Verantwortung für mein Tun.

Kürbis
Ich lerne mich zu entspannen und komme dadurch ins Gleichgewicht.
Ruhig und ideenreich bereite ich mich auf neue Lebensphasen vor.

Mais = Corn
Dankbar verbinde ich mich mit der Erde und finde Frieden in der Natur.
Ich erlebe meine innere Stärke, indem ich mich sinnvoll betätige.

Möhre / Karotte / Wilde Möhre
Gut verwurzelt nehme ich die Wirklichkeit wahr, wie sie ist.
So kann ich auch klarer sehen. Ich ruhe in mir selbst.

Vogelmiere
Ich übernehme Verantwortung im Hier und Jetzt.
So kann ich präsent, reaktionsfähig und geistesgegenwärtig sein.

<u>Vater Sonne</u>

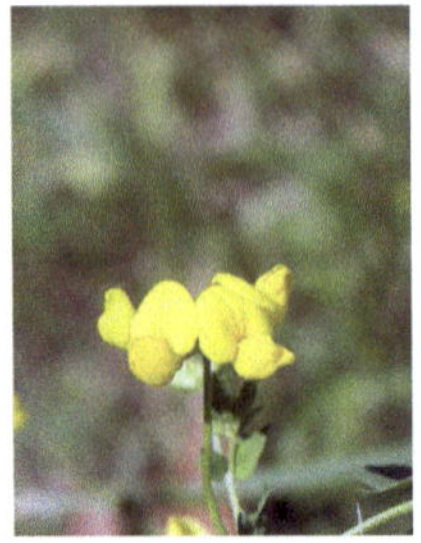

Bockshornklee
Pixabay: DEZALB

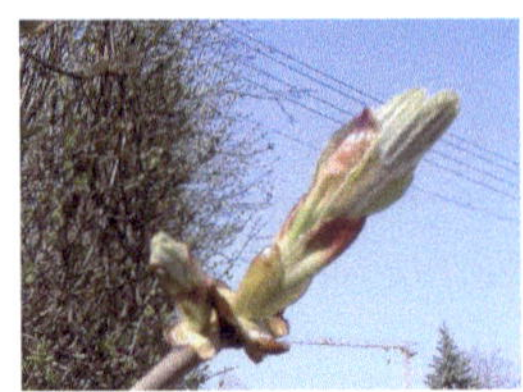

Kastanienknospe =
Chestnut Bud

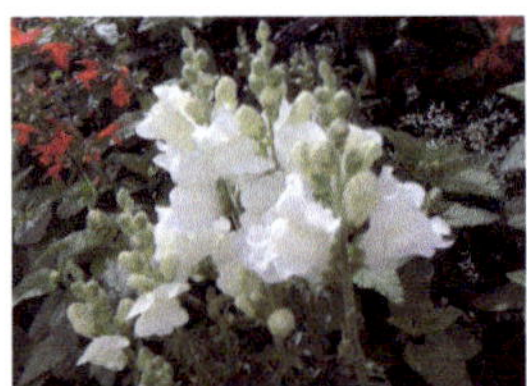

Löwenmäulchen

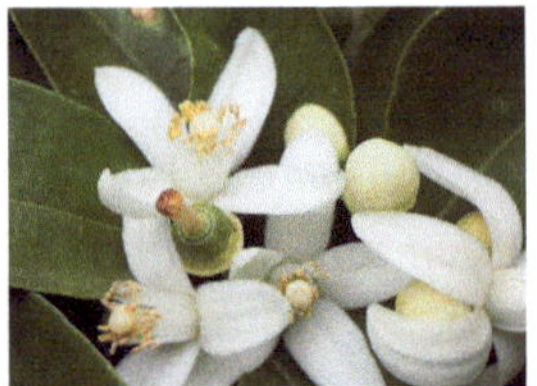

Orange
Pixabay: Hans

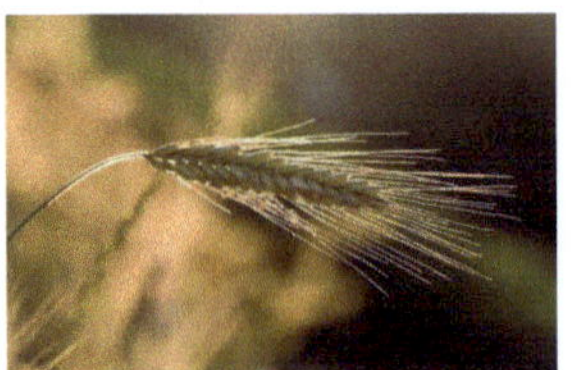

Roggen
Pixabay: NickyPe

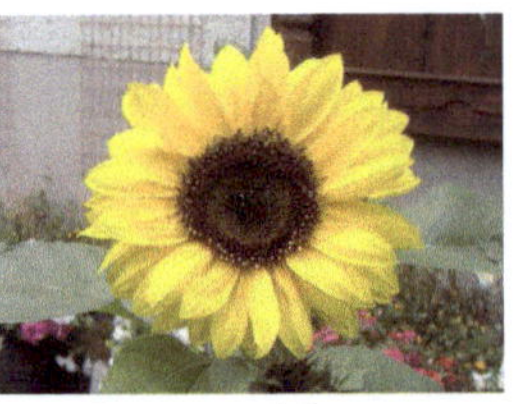

Sonnenblume

Die Botschaft der Pflanzen

Bockshornklee
Ich öffne mich dem Licht der Sonne.
Beglückt erkenne ich, dass ich ein geistiges Wesen bin.

Kastanienknospe = Chestnut Bud (Bachblüte Nr. 7)
Ich lebe im Hier und Jetzt, erkenne eingefahrene Muster
und steigere dadurch meine Lernfähigkeit.
Ich durchbreche Teufelskreise und verändere mein Leben zum Guten.

Löwenmäulchen = Snapdragon
Ich kann frei, offen und ungehemmt sprechen.
Es fällt mir zunehmend leichter, mit anderen angemessen über mich
und meine Gefühle zu reden.

Orange
Ich fühle mich glücklich und könnte manchmal ausrasten vor Freude.
Endlich darf mein Kopf Urlaub machen.

Roggen
Ich gebe mich meinen Visionen hin.
Zuversichtlich und optimistisch plane ich meine Projekte.

Sonnenblume = Sunflower
Väterlich geführt und gehalten finde ich Zugang zu meinen männlichen
Energien, zu Handlungsfähigkeit und Kreativität.

Großmutter Mond

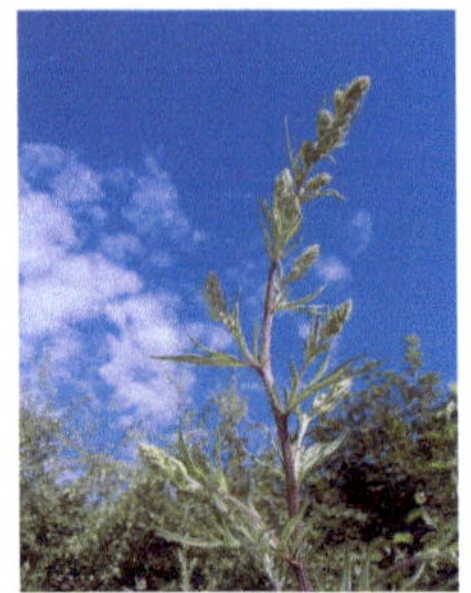

Beifuß

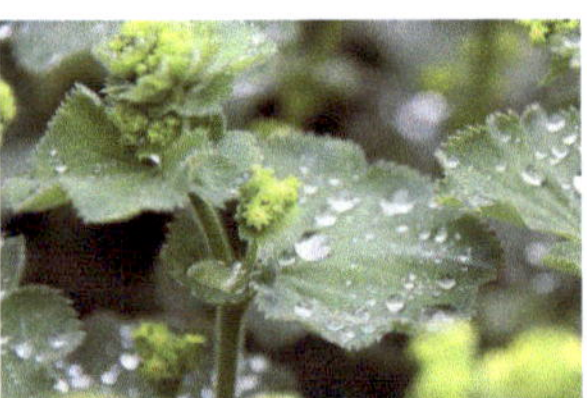

Frauenmantel

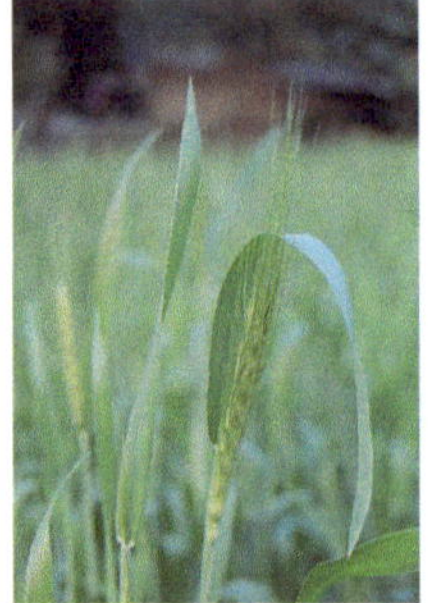

Reis
Pixabay: sujan sincere

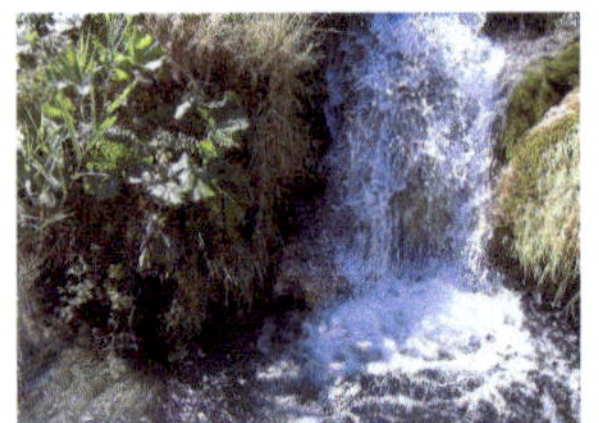

Quellwasser = Rock Water

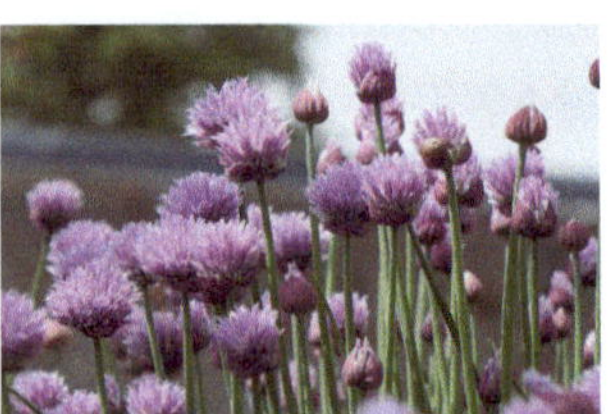

Schnittlauch
Pixabay: bek greenwood

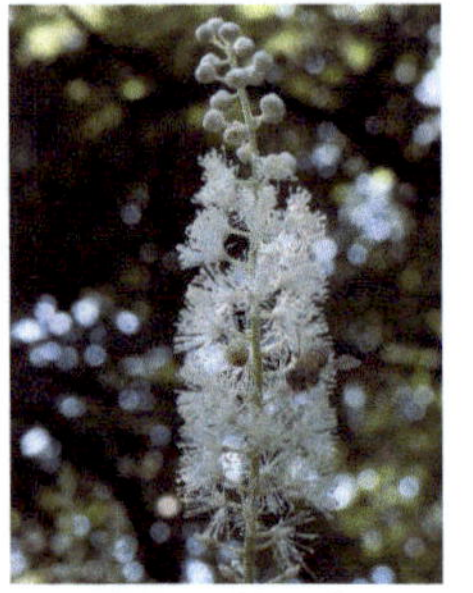

Traubensilberkerze
Pixabay: Daina Krumins

Die Botschaft der Pflanzen

Beifuß
*Sicher geborgen gebe ich mich meinen Gefühlen und Träumen hin.
Ich öffne mich der Energie des Mondes und höre auf meine innere
Stimme. Meine Intuition darf fließen.*

Frauenmantel
*Ich erhalte mehr Kontakt zu meinen weiblichen Kräften, zu Mitgefühl
und Inspiration, und vertraue „meinem wahren Selbst".
So kann ich mich verändern und von der Vergangenheit lösen.*

Reis
*Dankbar lerne ich, die einfachen Dinge des Lebens wertzuschätzen.
Ich erfahre vollkommenen Frieden und bin durchströmt von neuer
Energie.*

Wasser/ Quellwasser = Rock Water (Bachblüte Nr. 27)
*Ich erlebe und genieße die weibliche empfängliche Seite in mir, fühle
mich leicht, weich und lebendig. So kann ich spontan und flexibel sein.
Meine Vorbehalte gegenüber dem Andersartigen schwinden.*

Schnittlauch
*Ich erlebe einen gesunden Ausgleich meiner männlichen und weibli-
chen Energien. Dadurch finde ich zu meinem inneren Gleichgewicht.*

Traubensilberkerze
*Ich lerne vollkommen zu entspannen, kann Ängste und Kraftlosigkeit
hinter mir lassen und freue mich auf die neue Lebensphase, die vor mir
liegt.*

Schildkrötenklan = Element Erde

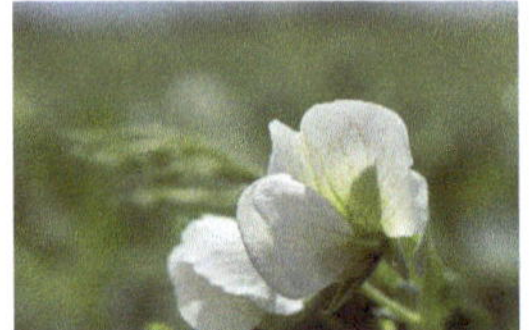

Erbse

Pixabay: didgeman

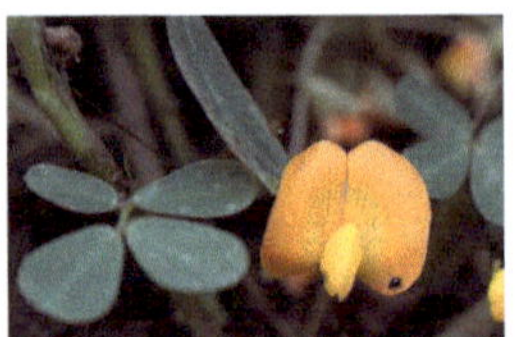

Erdnuss

Pixabay: Docujeju

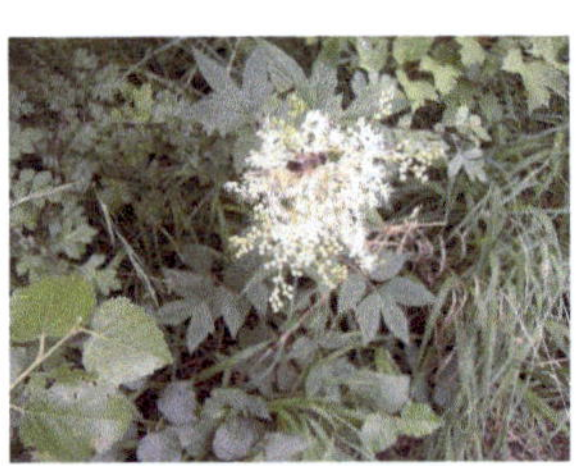

Mädesüß

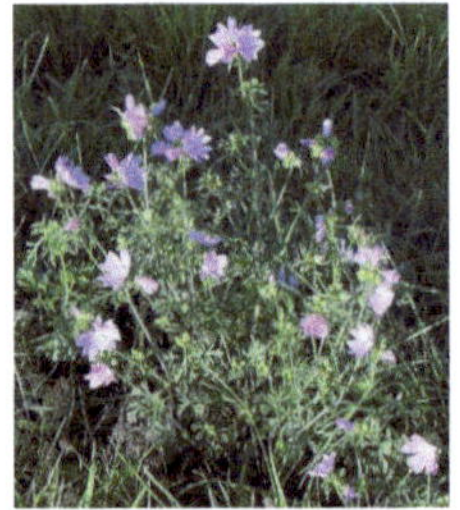

Moschusmalve

Public Domain: Leo Michels

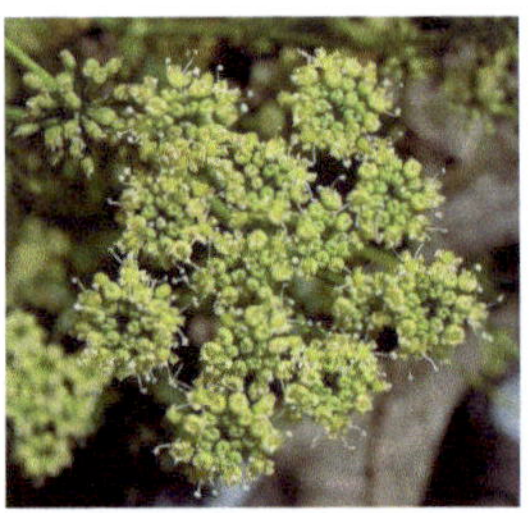

Petersilie

P. D.: Leo Michels

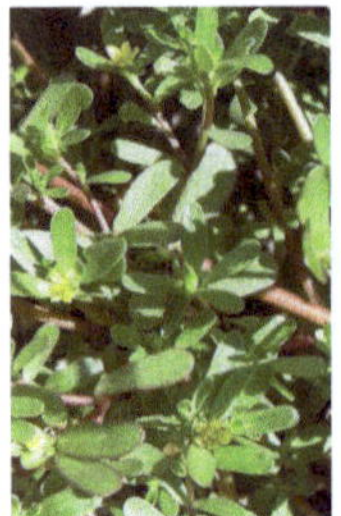

Portulak

Gemeinfrei: Leo Michels

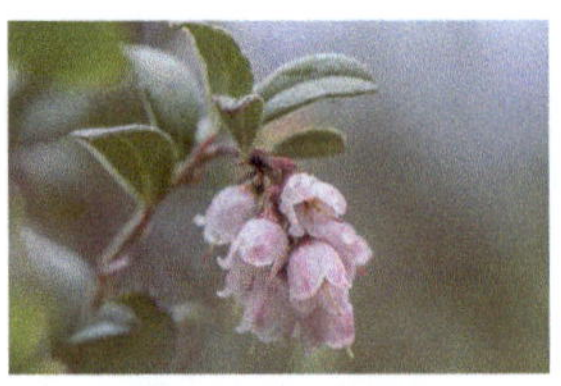

Preiselbeere

Pixabay: zanna-76

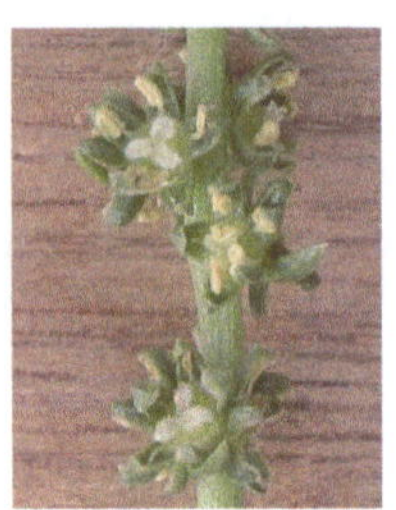

Zuckerrübe

CC-BY-SA-3.0 Rasbak

Die Botschaft der Pflanzen

Erbse
*Ich fühle mich entspannt, vital und innerlich gut genährt.
So finde ich meinen Platz in der Gruppe, fühle mich eingebunden und
übernehme auch gerne Verantwortung.*

Erdnuss
*Dankbar erlebe ich, dass ich die Kraft habe, mich selbst und andere gut
zu versorgen. Ich bin zufrieden mit dem, was mir das Leben schenkt.*

Mädesüß
*Ich kann mich friedlich treiben lassen und beginne zu entspannen.
So fühle ich mich zufrieden, bin freundlich und verströme mein Bestes.*

Moschusmalve
*Jetzt, wo ich meinen eigenen Wert erkenne, fühle ich mich heimisch
und zugehörig. Es ist sooo schön, Teil einer Gemeinschaft zu sein.*

Petersilie
*Ich schüttle alle Spannungen von mir ab. So finde ich zu innerer und
äußerer Ruhe.*

Portulak
Gefühle dürfen kommen und gehen. Ich bleibe in meiner Mitte.

Preiselbeere
*Ich fühle mich innig verbunden mit der Natur und liebevoll angenom-
men. So gestärkt lerne ich der mir innewohnenden Kraft zu vertrauen.*

Zuckerrübe
*Ich erfahre die Süße des Lebens, kann mit meinen Kräften haushalten
und bescheide mich in Genügsamkeit.*

Froschklan = Element Wasser

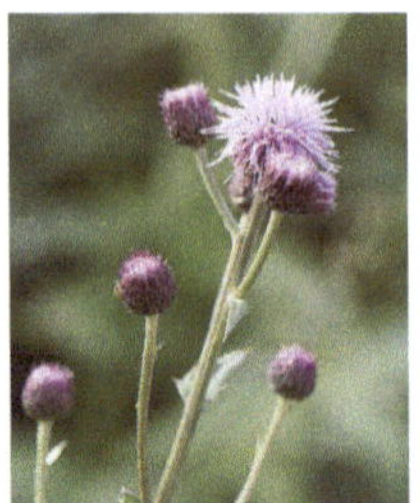

Ackerkratzdistel

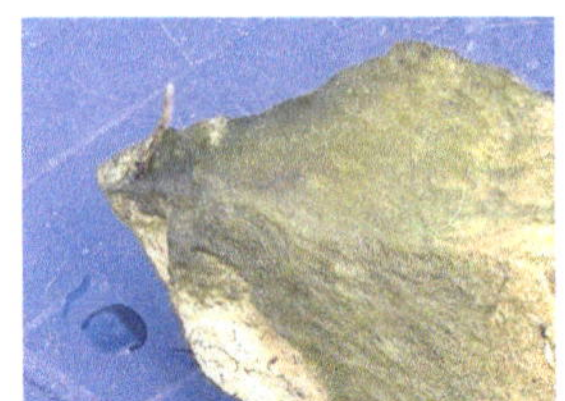

Algen

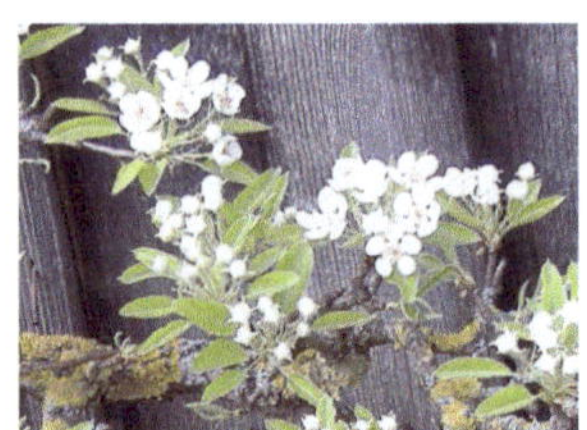

Birne

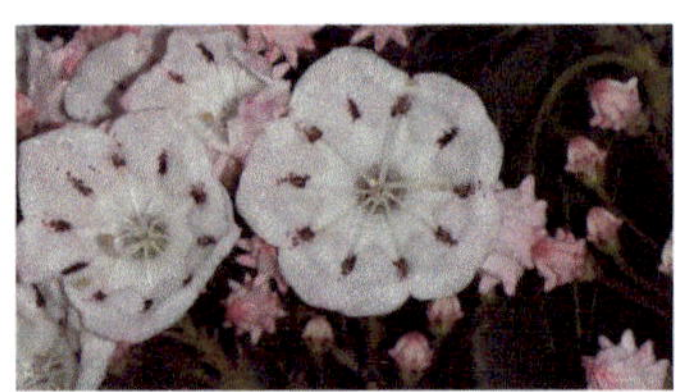

Lorbeer

Pixnio: CC0 macrojiim

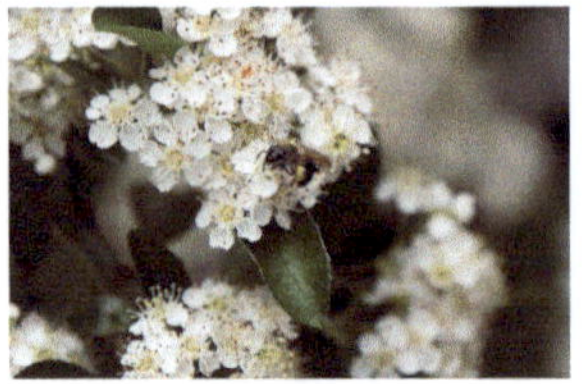

Sanddorn

Pixabay: letiha

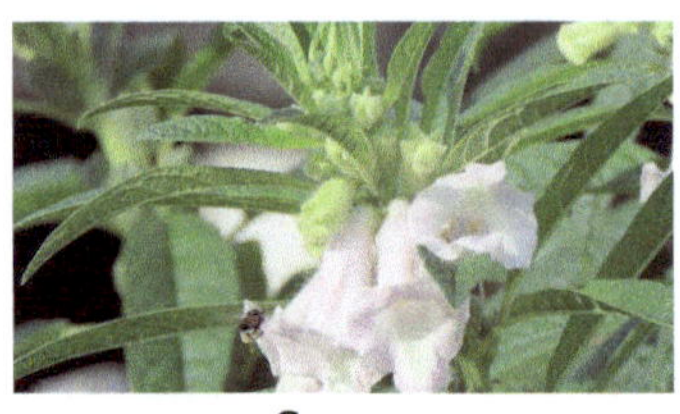

Sesam

Pixabay: Tài Vô

Die Botschaft der Pflanzen

Ackerkratzdistel

*Ich vertraue auf meine Stärke, selbst in den widrigsten Umständen.
Zuversichtlich nehme ich den mir göttlich zugewiesenen Platz ein.
So kann ich meine Existenz immer mehr festigen.*

Algen

*Ich nehme den lebendigen, heilenden Fluss meiner Gefühle wahr und
öffne mich diesen reinigenden, transformierenden Kräften.*

Birne

Ich lerne mich zu entspannen und gut zu zentrieren. So finde ich inneren Frieden und die Kraft, für andere die Verantwortung zu übernehmen. Meine Aufgabe als Mutter nehme ich gelassen und freudig an.

Lorbeer

*Ich fühle mich gestärkt und vital wie schon lange nicht mehr.
Endlich nehme ich wieder froh und lebendig am äußeren Geschehen
teil und bringe mich ein.*

Sanddorn

Ich lasse meine Gefühle kommen und gehen. Das Gefühl der Ausgeglichenheit macht mich zufrieden und lebensfroh. So kann ich auch meinen Mitmenschen Wärme und Lebensmut schenken.

Sesam

*Gelassen und heiter füge ich mich in den Fluss des Großen Ganzen ein.
Ich muss nicht alles alleine schaffen.*

Donnervogelklan = Element Feuer

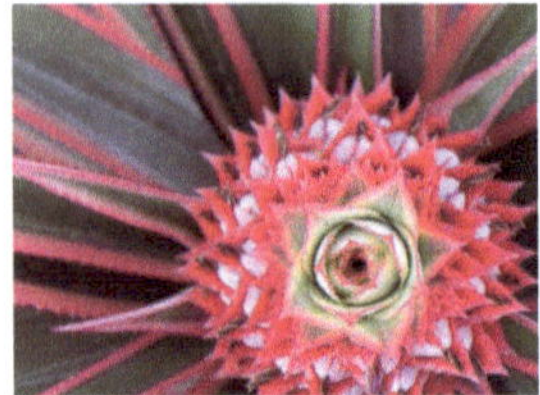

Ananas
Pixabay: Bumi Kita

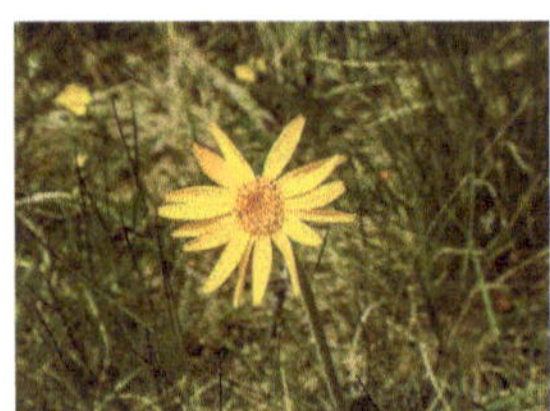

Arnika
Pixabay: Walter Bichler

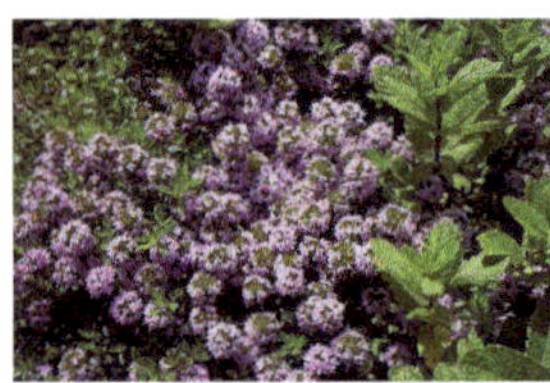

Bohnenkraut
Pixabay: Littlebeth

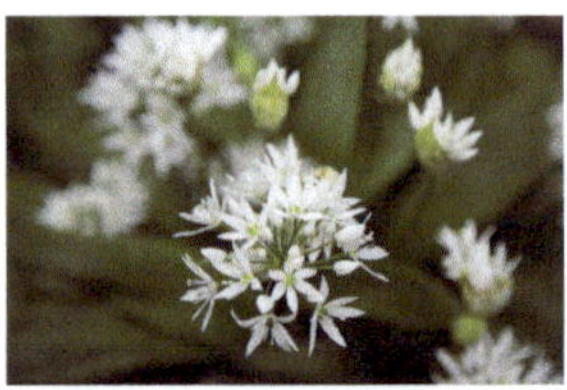

Knoblauch
CC0 Public Domain: George Hodan

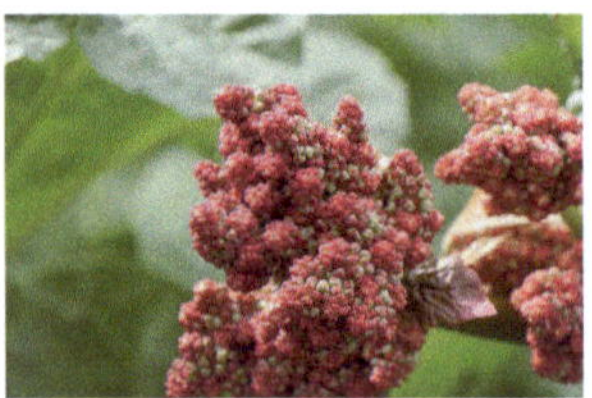

Rhabarber
Pixabay: Letiha

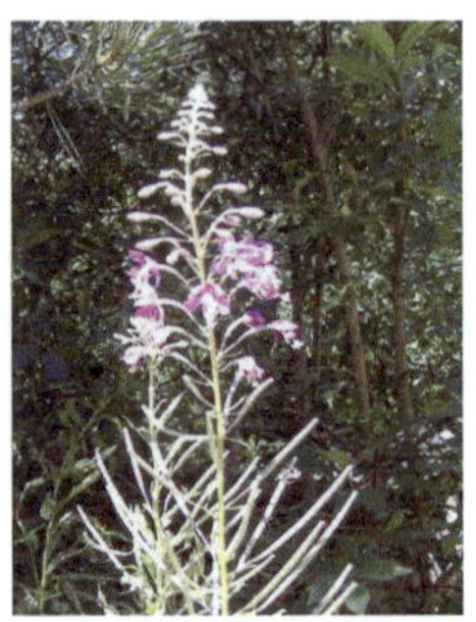

Weidenröschen

Die Botschaft der Pflanzen

Ananas

Ich erfreue mich meiner inneren Stärke, entfalte mehr Selbstbewusstsein und bin stolz auf meine Erfolge. Ganz überwältigt erfahre ich, wie die Fülle des Lebens mich umfängt.

Arnika

Ich fühle mich ganz eins mit mir. Meine Lebensenergie kommt wieder in Fluss. So finde ich die körperliche Kraft zur Linderung meiner Schmerzen, zur Heilung und Regeneration.

Bohnenkraut

Ich lerne mich zu entspannen und auf meine eigene Kraft zu vertrauen. Indem ich innerlich loslasse von Erwartungen und alten Ängsten, finde ich endlich in einen gelösten, entspannten Zustand.

Knoblauch = Garlic

Ich kann Hemmungen ablegen. Dadurch gewinne ich Mut, Nervenstärke und Selbstsicherheit.
Meine körperlichen und seelischen Abwehrkräfte steigen spürbar.

Rhabarber

Herz und Verstand gelangen zu einer beflügelnden Einheit. Ich werde flexibel und gebe mühelos meine Widerstände auf. So findet meine Intuition genügend Raum für mein inneres Wachstum.

Weidenröschen

Geheilt von seelischen Verletzungen fasse ich Vertrauen in die eigene positive Entwicklung. Ich meistere meinen Willen und wage neue Schritte. Leidenschaftlich steuere ich meine höchsten Ziele an.

<u>Schmetterlingsklan = Element Luft</u>

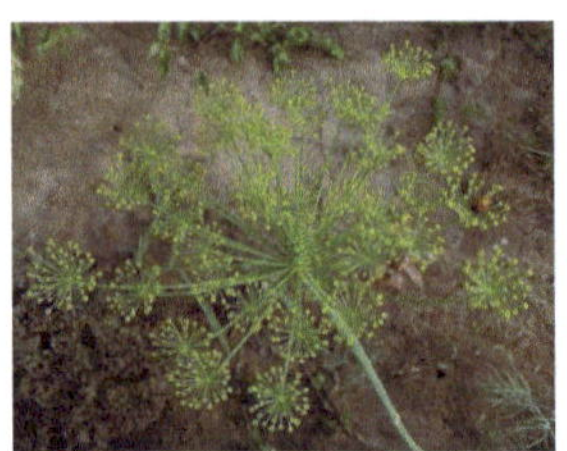

Dill

Gemeinfrei: Leo Michels

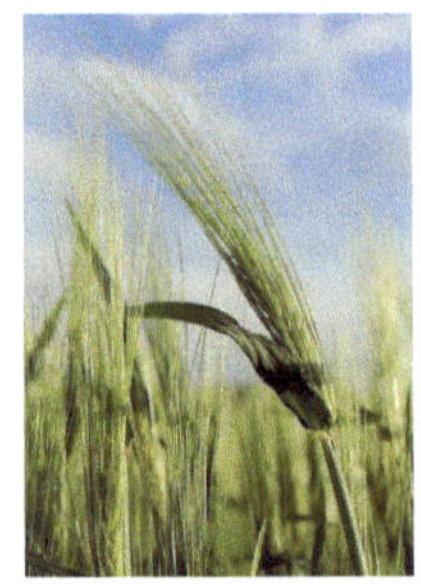

Gerste

Pixabay: CC-BY-SA-3.0 Lucash

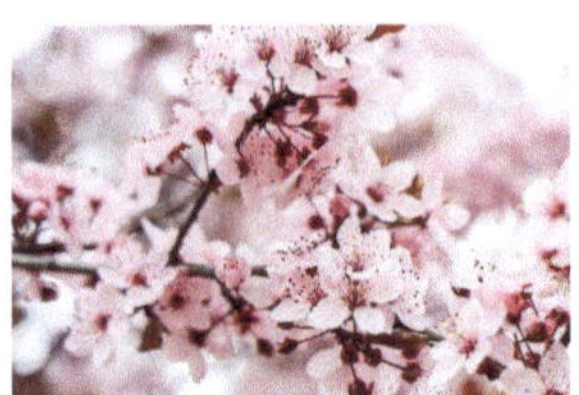

Mandel

Pixabay: Germán Burrull

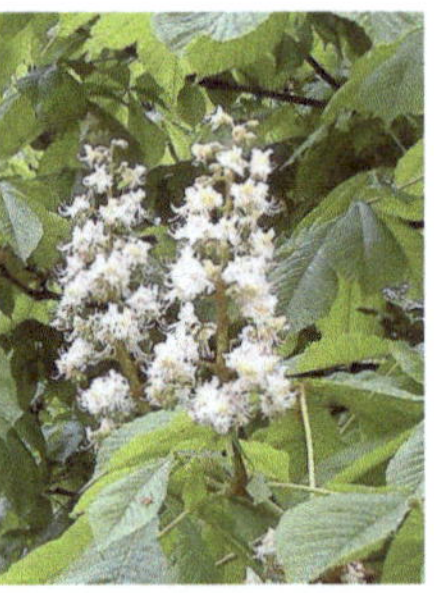

Rosskastanie =
White Chestnut

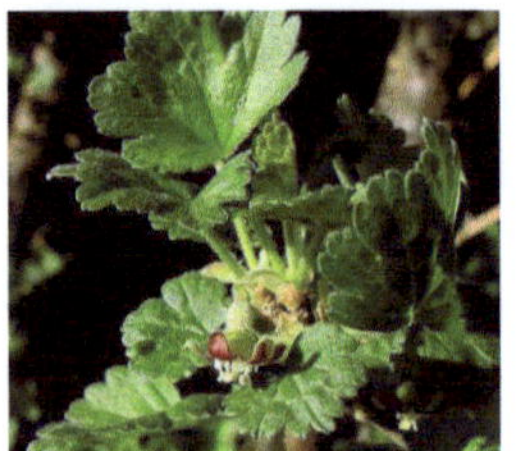

Stachelbeere

Public Domain: Leo Michels

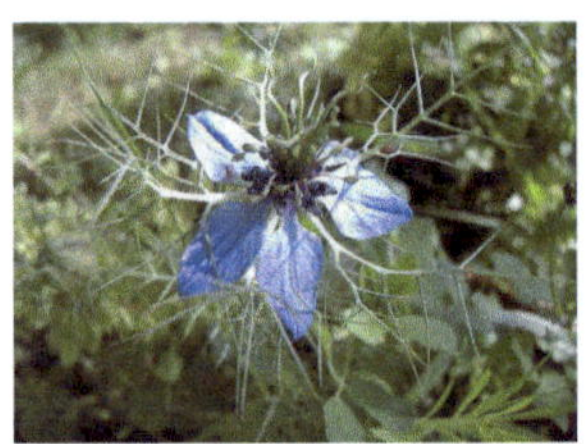

Schwarzkümmel

Die Botschaft der Pflanzen

Dill

Ich kann viele, gleichzeitig einströmende Sinnesreize besser verarbeiten und gehe mit Veränderungen gelassener um. Schrittweise und in aller Ruhe verarbeite ich meine täglichen Erlebnisse.

Gerste

Ich fühle mich leicht und spürbar verbunden mit allem, was ist. Das macht mich ausgeglichen und zufrieden.

Mandel

Da ich mich mit den weiblichen und den männlichen Kräften gleichermaßen verbinden kann, fühle ich mich gehalten und sicher. So kann ich Liebe und Sexualität aus einer höheren Warte erleben und genießen.

Rosskastanie = White Chestnut (Bach-Blüte Nr. 35)

Ich finde innerlich zur Ruhe und begegne der Stille in mir selbst. Frei von quälenden Gedanken lerne ich das Wesentliche in meinem Leben zu erkennen und tauche ein in mein gegenwärtiges Sein.

Stachelbeere

Ich lerne mich geistig auf meine wahren Ziele auszurichten. So finde ich gedanklich zur Ruhe und kann innerlich entspannen.

Schwarzkümmel

Ich lerne Trost anzunehmen. Da ich die Einheit allen Seins erfahren darf, finde ich Heilung in mir.

<u>Waboose</u>

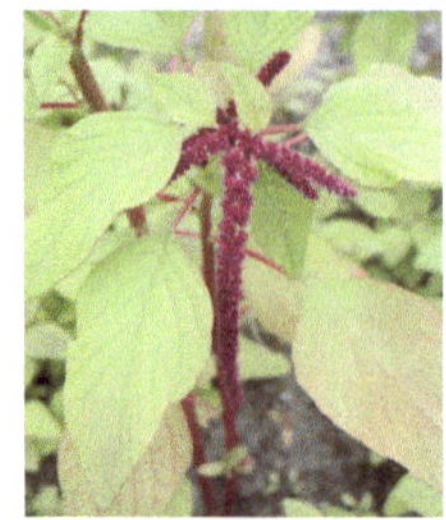

Amaranth = Fuchsschwanz
Public Domain
Leo Michels

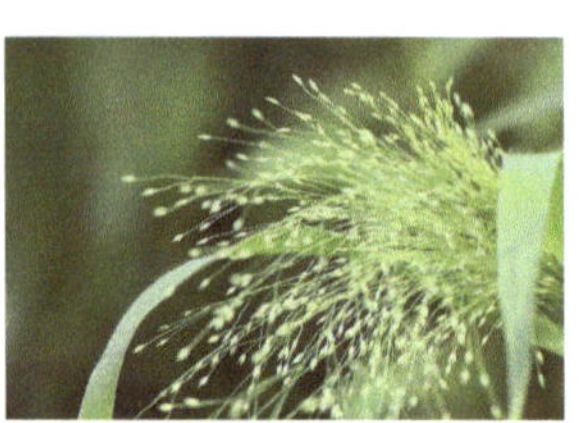

Hirse
Pixabay
Annette Meyer

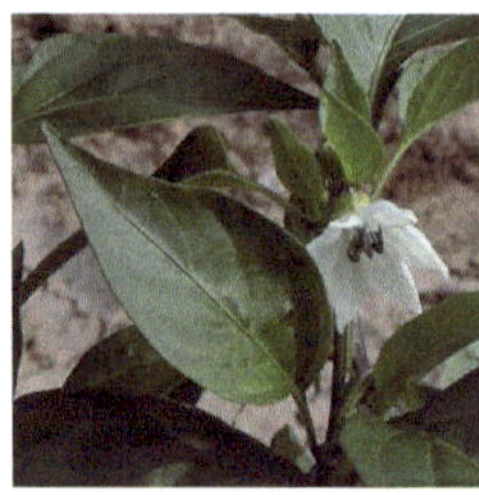

Paprika
Public Domain
Leo Michels

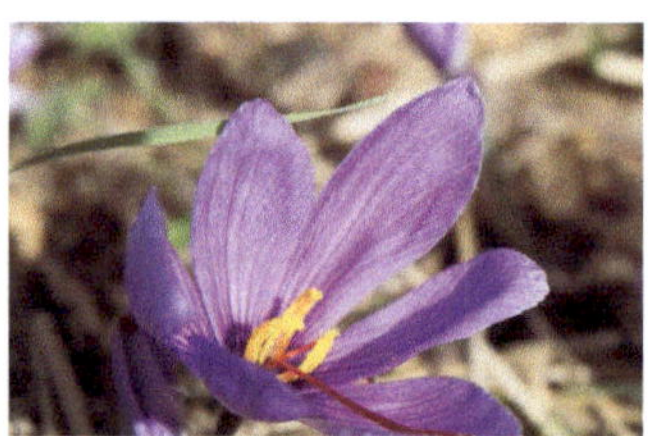

Safran: Pixabay Johan Puisais

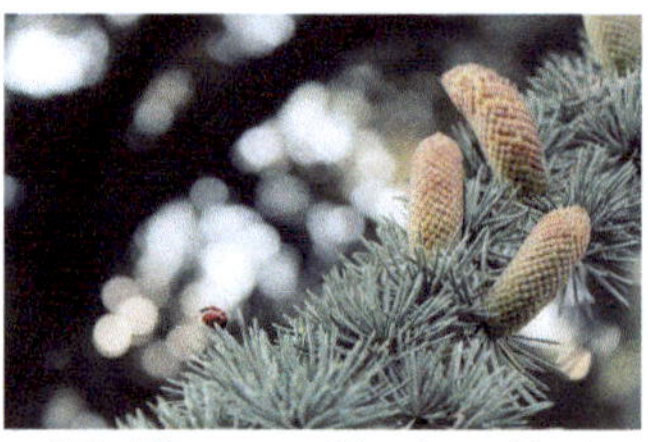

Weißtanne: Pixabay Kati

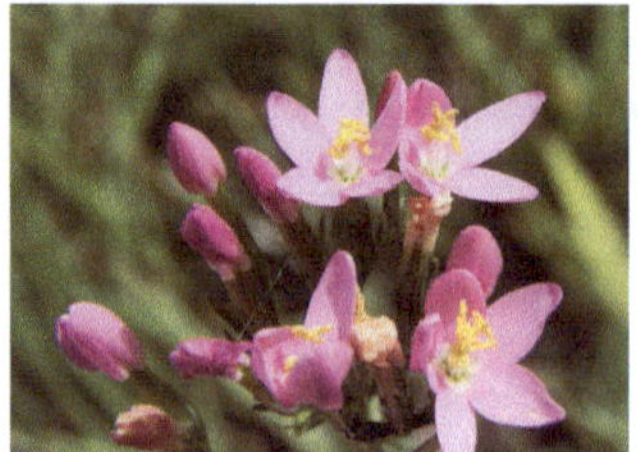

Tausendgüldenkraut = Centaury
CC-BY-SA-2.0 Donald Macauley

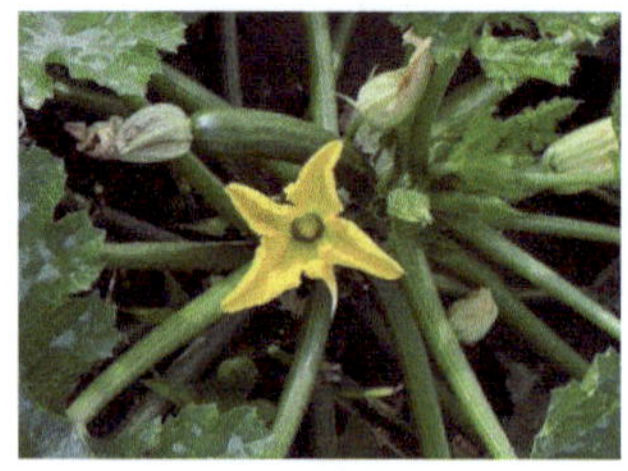

Zucchini
Public Domain: Leo Michels

Die Botschaft der Pflanzen

Amaranth = Fuchsschwanz = Love - Lies - Bleeding
*Geben und Nehmen sind eins. Ich darf mir gerne helfen lassen.
Kreativ finde ich Zugang zu meinem eigenen Energiepotential.*

Hirse
*Die Erkenntnis, was als Nächstes zu tun ansteht, schenkt mir innere
und äußere Sicherheit. So kann ich mit Leichtigkeit Ordnung schaffen.*

Paprika
*Ich darf aus der Alltagsroutine auszusteigen. Ganz in der Stille schöpfe
ich Kraft und warte mit kindlicher Freude auf mein neues Leben.*

Safran
*Ich öffne mich mit allen Sinnen der Natur und ihrer wunderbaren, lie-
bevollen Kraft. Das ebenbürtige Einssein von Mann und Frau lässt mich
tanzen vor Freude.*

Tanne / Weißtanne
*Ich entwickle Standfestigkeit und finde zu innerer Ruhe.
So kann ich mich mutig auf Herausforderungen einlassen.
Die Kräfte der Natur und meine Ahnen helfen mir dabei.*

Tausendgüldenkraut = Centaury (Bachblüte Nr. 4)
*Ich erkenne meinen ureigenen Weg, der vor mir liegt und habe die
Kraft, ihn auch zu gehen. Selbstbewusst setze ich meine Grenzen.
Ich diene dem Leben und das Leben dient mir.*

Zucchini
*Dankbar erlebe ich, wie meine körperliche Lebenskraft zu mir zurück-
kehrt. Ich erfahre Mut und Hilfe während eines Krankheitsverlaufes
und gehe gestärkt wieder neu vorwärts.*

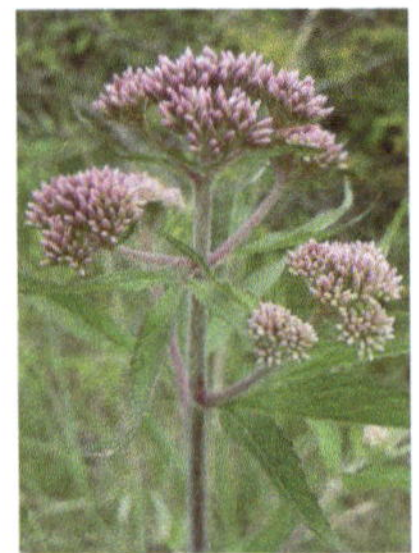

Baldrian

Pixabay: Jürgen Köditz

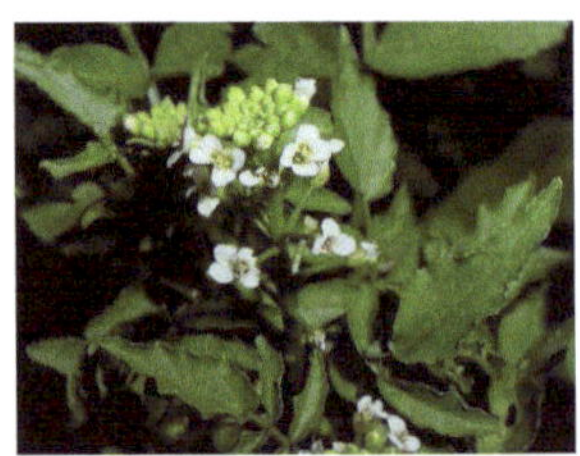

Brunnenkresse

Public Domain: Leo Michels

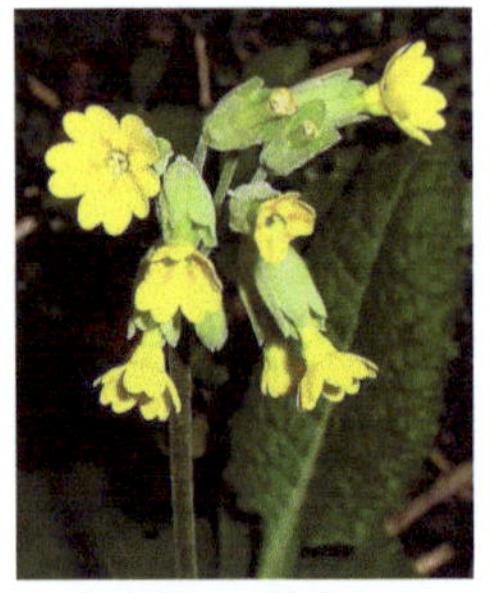

Schlüsselblume

Public Domain: Leo Michels

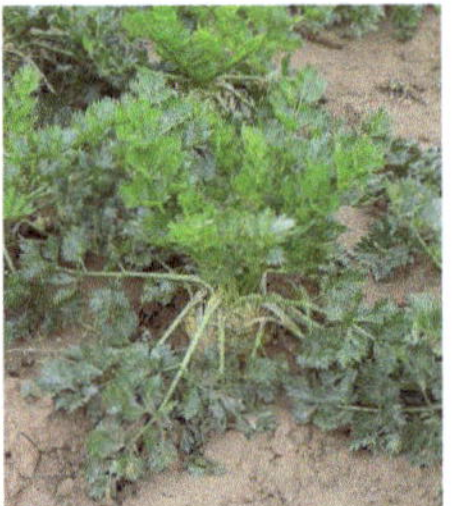

Sellerie

Public Domain: Leo Michels

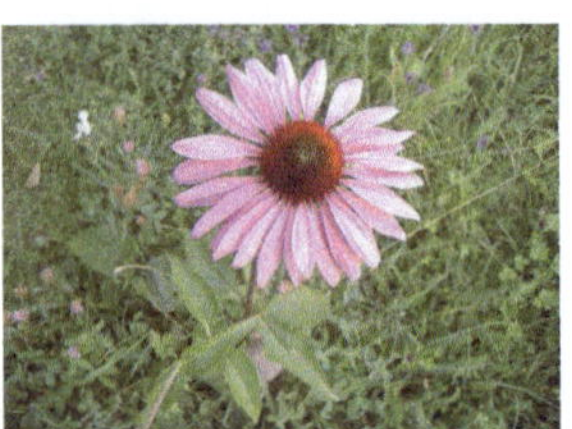

Roter Sonnenhut

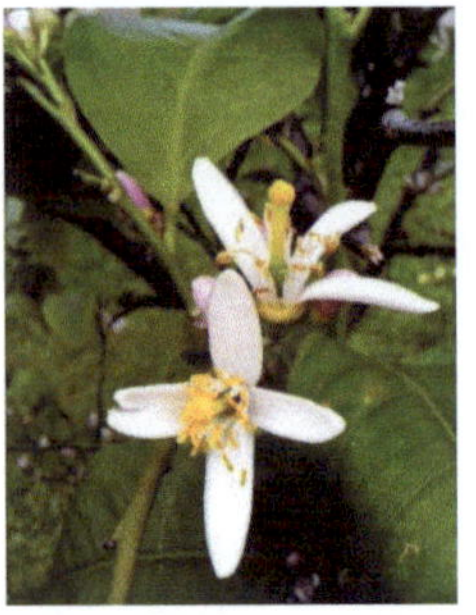

Zitrone

Pixnio: CC0 Bicanski

Die Botschaft der Pflanzen

Baldrian

*Ich lerne in Stresszeiten besser zu entspannen und loszulassen.
Indem ich erkenne, was nicht in meiner Verantwortung liegt,
finde ich zu mehr Ruhe, Glück und Freude.*

Brunnenkresse

*Ich erfahre Klärung, Reinigung und Erholung.
Die Reinheit des Körpers spiegelt das Licht meiner Seele wider.*

Schlüsselblume

*Da ich mich selbst liebe, ist es in Ordnung für mich, reich zu sein.
Ich teile meinen inneren und äußeren Reichtum, indem ich die anderen
liebe und ihnen diene. Wenn ich mich verletzlich fühle, erhalte ich ge-
nau die Hilfe, die ich brauche.*

Sellerie

Ich finde neue Kraft und fühle mich von nun an besser verwurzelt.

Roter Sonnenhut = Echinacea

*Gereinigt und befreit von altem Ballast finde ich zu meiner ureigenen
Würde. Ich fühle mich geschützt und gefestigt. So kann ich mich offen
zeigen, wie ich bin.*

Zitrone

*Ich fühle mich wach und klar. Endlich kann ich mich auf das Wesentli-
che konzentrieren und unnützen Ballast hinter mir lassen.*

<u>Zweiter Schritt des Nordens : Erneuerung</u>

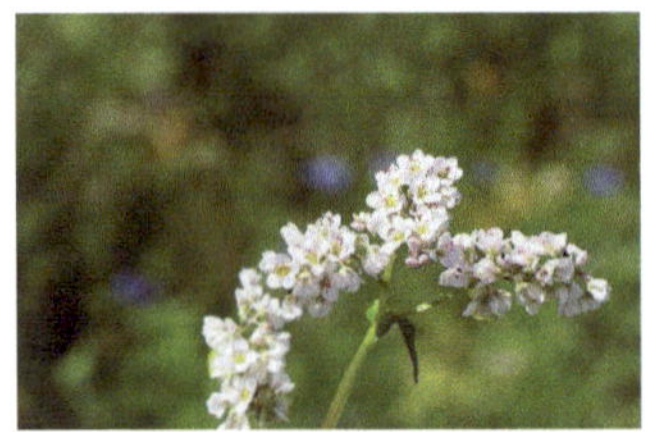

Buchweizen

Pixabay: Hans

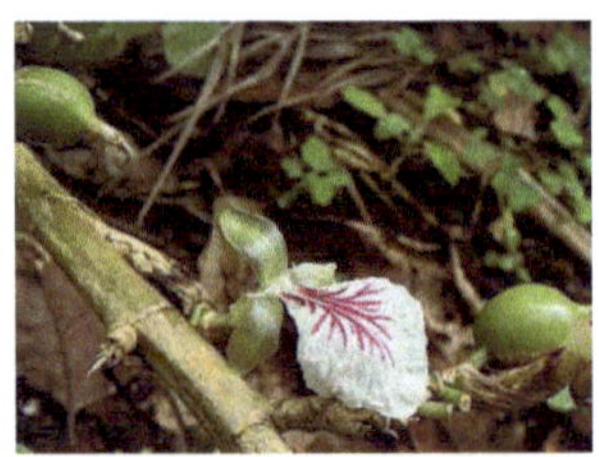

Kardamom

CC-BY-SA-3.0 T.R.Shankar Raman

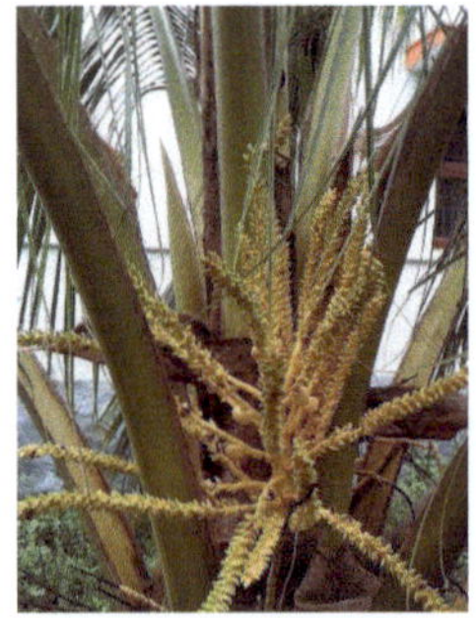

Kokospalme

Pixabay: Xavier Thilak

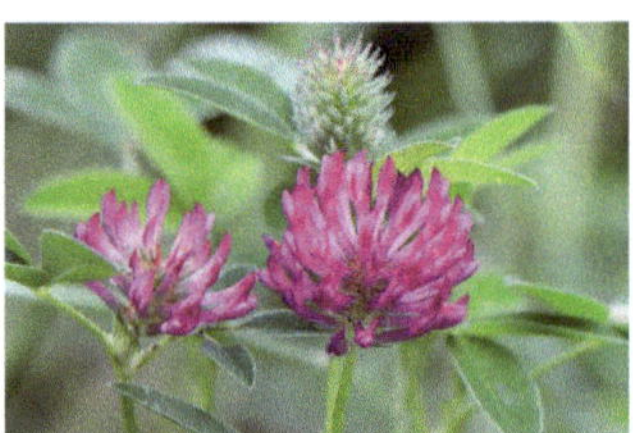

Rotklee / Wiesenklee

Pixabay: Annette Meyer

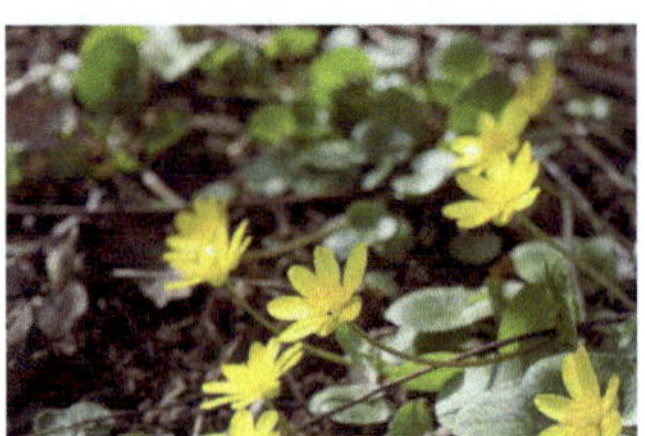

Scharbockskraut

Pixabay: Hans

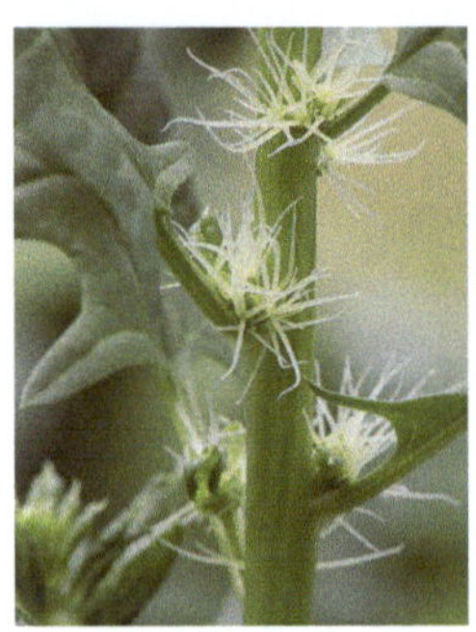

Spinat

CC-BY-SA-3.0 Rasbak

Die Botschaft der Pflanzen

Buchweizen
Beschwingt und gestärkt gehe ich durch den Tag.
Von nun an fällt mir alles wirklich leichter.

Kardamom
Neugierig schaue ich, was das Leben für mich bereithält. Ich entdecke
so vieles, was mir Freude macht und mich zum Lachen bringt.

Kokospalme / Kokosnuss
Ich lerne Innen und Außen harmonisch zu verbinden. Je nach Bedarf
akzeptiere ich meine Weichheit oder lege mir eine harte Schale zu.

Rotklee / Wiesenklee = Red Clover
Auf meine innere Führung vertrauend bleibe ich ruhig und gelassen.
Ich sehe neue Perspektiven. Heilung ist tatsächlich möglich.

Scharbockskraut
Indem ich die Gedanken der anderen und meine eigenen Erfahrungen
richtig einzuordnen vermag, gelange ich zu einem festen Standpunkt.

Spinat
Ich lerne, so zu vertrauen und zufrieden zu sein, wie es Kinder tun.
Staunend nehme ich die Welt mit neuen Augen wahr und erfreue mich
am „einfachen" Leben. Auf einmal wird alles vorstellbar.

Dritter Schritt des Nordens: Reinheit

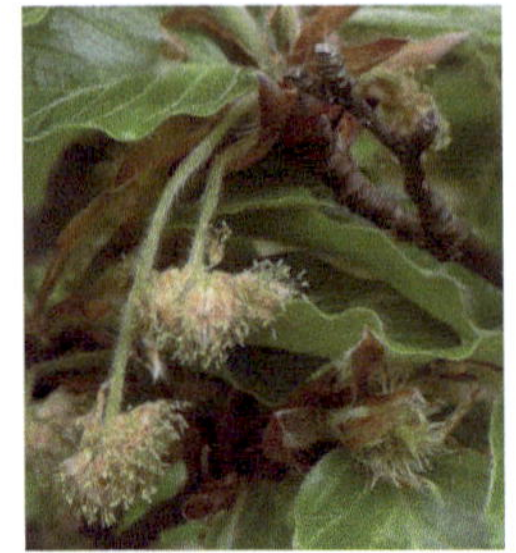

Buche = Beech

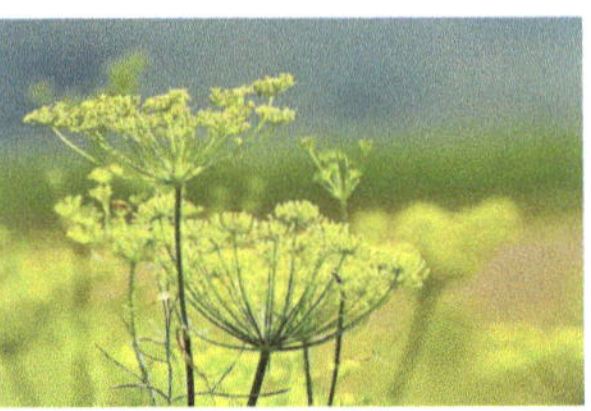

Fenchel

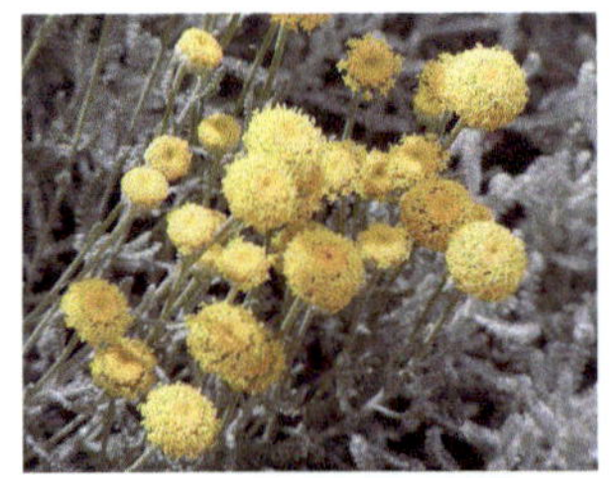

Heiligenkraut/Zypresssenkraut

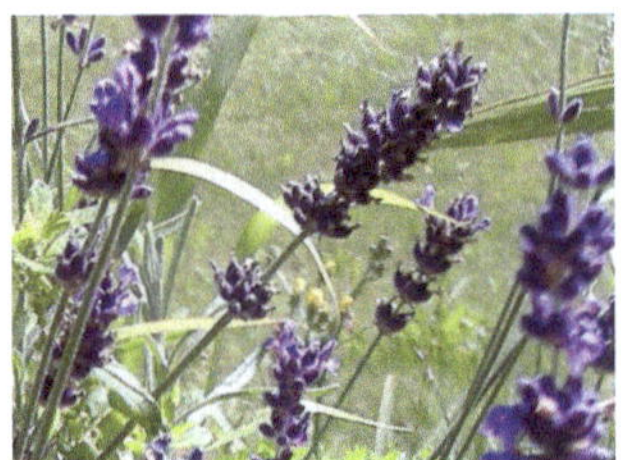

Lavendel

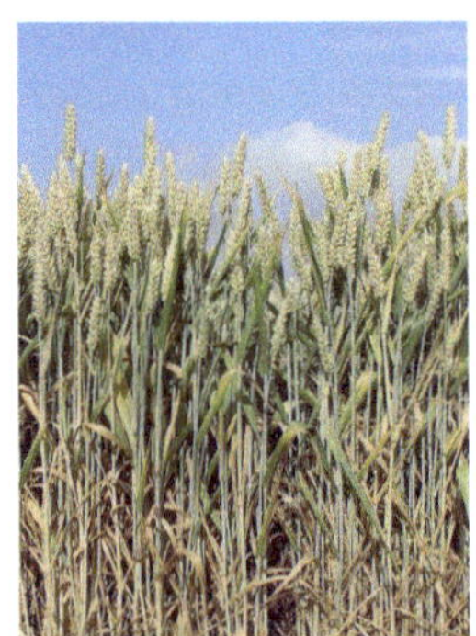

Weizen

<u>Die Botschaft der Pflanzen</u>

Buche = Beech (Bach-Blüte Nr. 3)
Ich bin frei, ganz ich selbst zu sein, ganz so zu sein, wie ich wirklich bin.
Ich erkenne bei mir und anderen die Licht- und Schattenseiten.
Das macht mich nachsichtig, mitfühlend und verständnisvoll.

Fenchel
Ich darf die Erfahrung machen, dass wir liebevolle Wesen in einem
liebevollen Universum sind. So fühle ich mich vollkommen sicher und
zugleich ganz frei.

Heiligenkraut = Zypressenkraut
Indem ich lerne, mich zu verwurzeln, in mir selbst zu ruhen und Ver-
trauen zu entwickeln, fühle ich mich besser zugehörig.
Ich darf mir selbst Liebe und Anerkennung schenken.

Lavendel
Indem ich Weltliches und Geistiges in Übereinstimmung bringe,
finde ich entspannt zu einem natürlichen Lebensrhythmus.
Ich achte besser auf meine natürlichen Bedürfnisse.

Weizen
Indem wir alle zusammenstehen und uns gegenseitig stützen, finden
wir zu einer tätigen, tragenden Gemeinschaft. Es fühlt sich für mich gut
an, selbst ein wenig zurückzustecken und Illusionen aufzugeben.

<u>Schneegans: 22. Dezember bis 19. Januar</u>

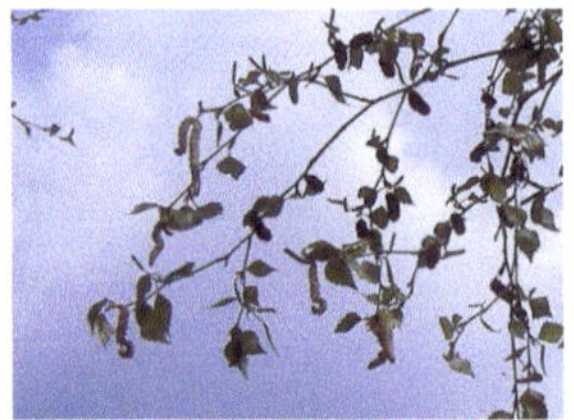

Birke

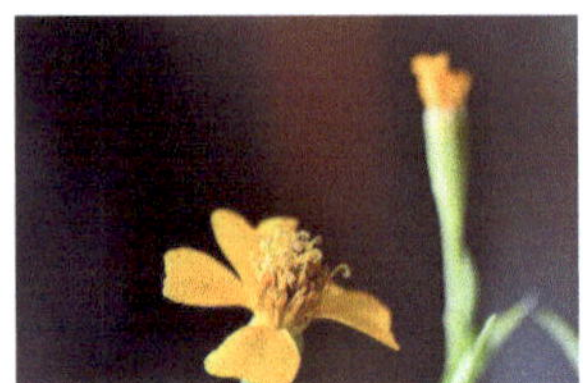

Estragon
Pixabay: ManMensch

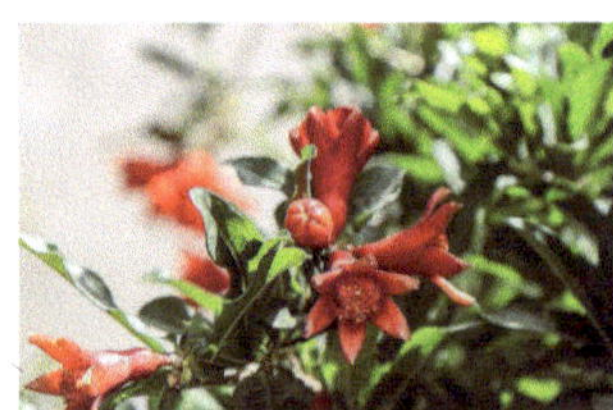

Granatapfel
Pixabay: zichrini

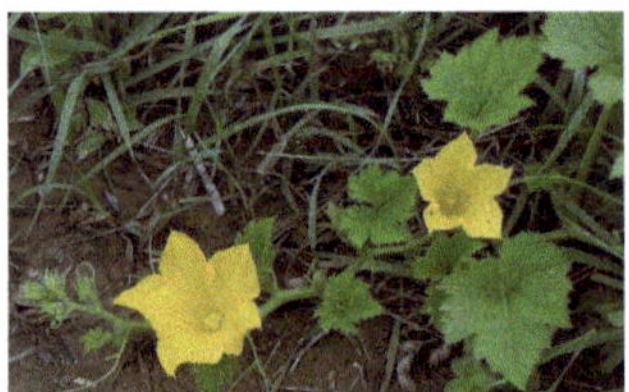

Gurke
Public Domain: Leo Michels

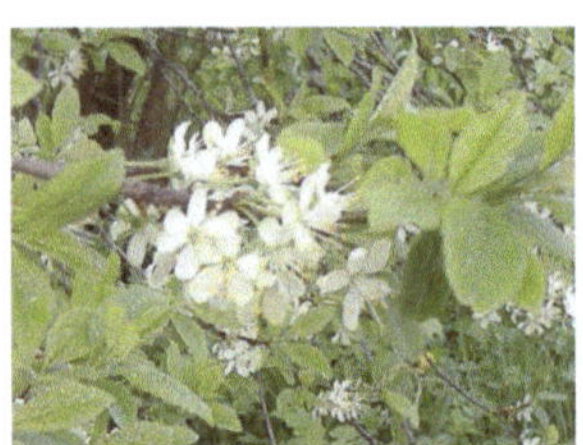

Schwarzdorn/Schlehdorn

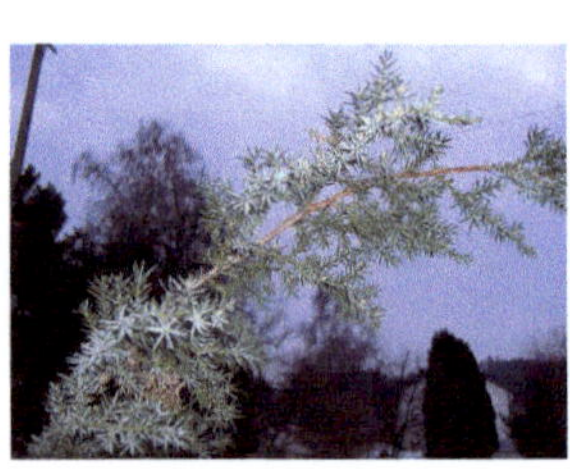

Wacholder

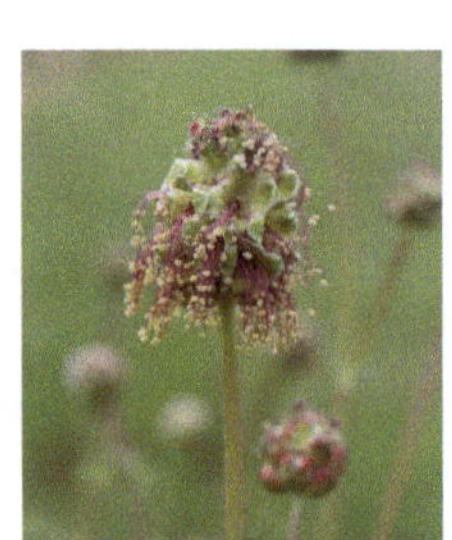

Wiesenknopf
Pixabay
wildkraeuterreich

<u>Die Botschaft der Pflanzen</u>

Birke

Ich fühle mich geborgen und innerlich gefestigt. Respektvoll begegne ich dem uralten Wissen in mir und erfahre die Kraft des zeitlosen Seins.

Estragon

Ich schöpfe Kraft, Mut und neue Energie. Indem ich lerne, auf das Beste zu vertrauen, kann ich Hindernisse leichter überwinden.

Granatapfel = Pomegranate

Da ich soeben lerne, das Weibliche in mir anzunehmen, habe ich echt Freude daran, diese weiblichen Energien voll zur Entfaltung zu bringen. Ich erlebe mich frei, offen und unglaublich kreativ.

Gurke

In Zeiten, wo ich mich tief unten fühle, finde ich tatkräftig zurück ins Leben und zu einem positiven inneren Gleichgewicht.

Schwarzdorn = Schlehdorn

Ich kann wieder auf das Gute im Menschen vertrauen und entwickle Gefühle von Frieden und Zärtlichkeit. Ich habe den Mut, sinnlose Kämpfe aufzugeben und weiß um die tiefen Zusammenhänge des vergangenen und zukünftigen Geschehens.

Wacholder

Ich verabschiede mich von schädlichen Gedankenmustern und öffne mich für das Wissen meiner Ahnen. Respektvoll überlasse ich mich den Kräften der Natur und nehme hier auf der Erde meinen festen Platz ein.

Wiesenknopf = Pimpinelle

Ich kann die Vergangenheit hinter mir lassen. Endlich bin ich frei. So spüre ich den Mut und die Erlaubnis, meine Träume zu verwirklichen.

<u>Otter: 20. Januar bis 18. Februar</u>

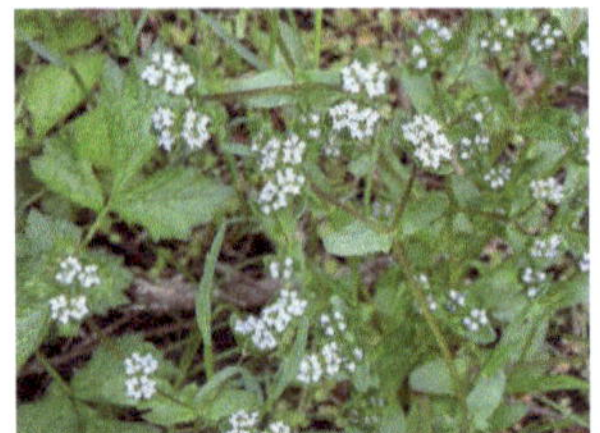

Feldsalat

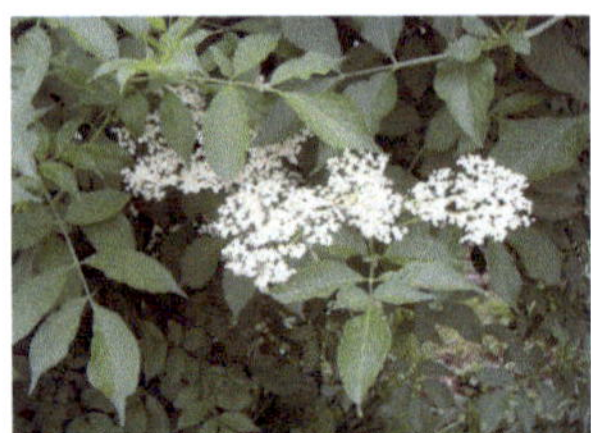

Holunder

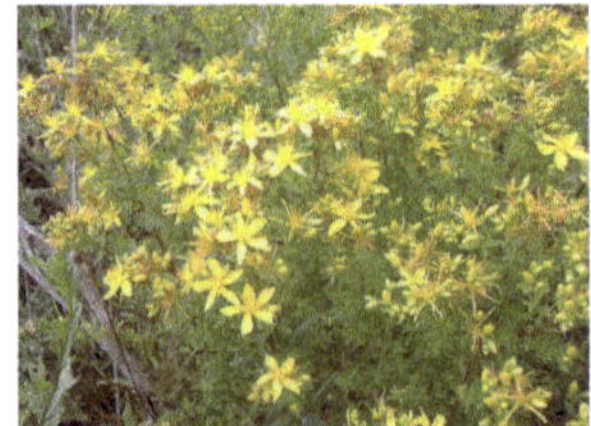

Johanniskraut

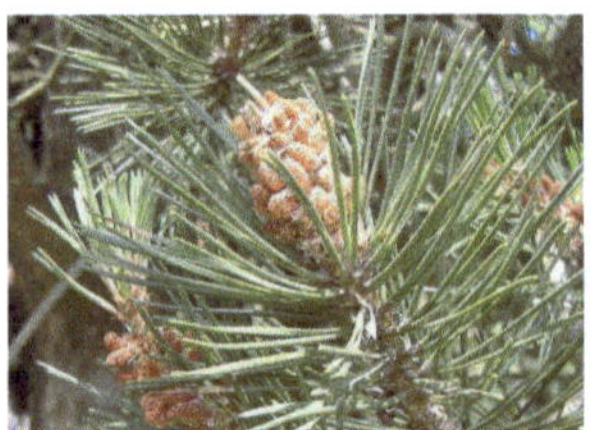

Kiefer = Pine

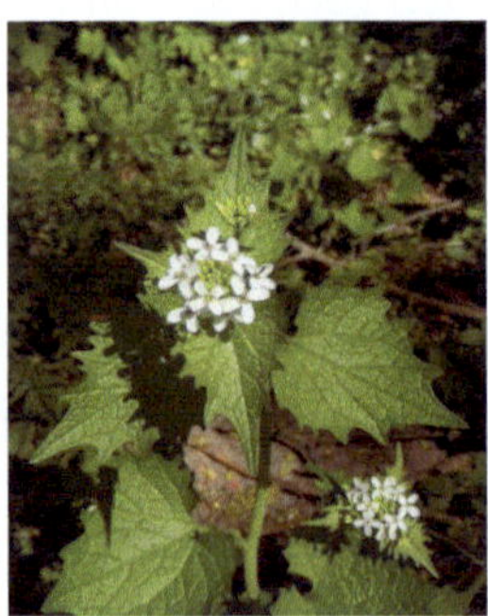

Knoblauchsrauke=Lauchhederich
Pixabay: Noverodus

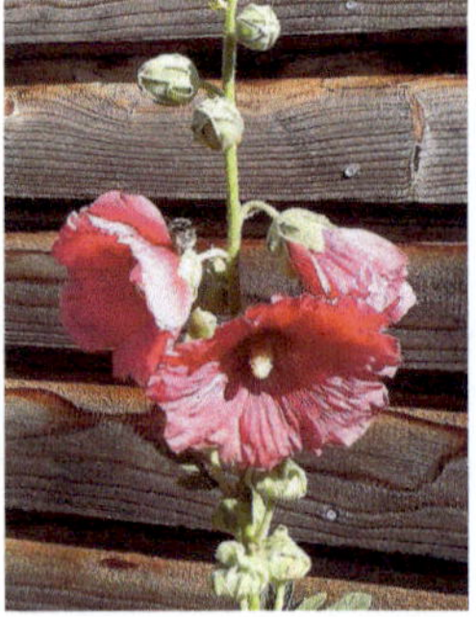

Stockrose/Stockmalve
Gemeinfrei: Franz Entter

Die Botschaft der Pflanzen

Feldsalat = Crisp Salad
Ich lerne, zuversichtlich in die Zukunft zu schauen und verabschiede mich von tiefsitzenden Ängsten. So kann ich endlich besser schlafen und nehme erfreut wahr, wie meine Schmerzen gelindert werden.

Holunder
Mein feines Gespür macht mich neugierig, verspielt und erfindungsreich. Selbst scheinbar Gegensätzliches fügt sich zu einer neuen sinnvollen Einheit. Ich lerne, der guten Sache zu dienen.

Johanniskraut = St. John`s Wort
Ich lasse alle meine Ängste und Empfindlichkeiten hinter mir, darf mich sicher und geborgen fühlen. Mein sensibles, sanftes Wesen hilft mir, mich dem Leben neugierig und kindlich verspielt anzuvertrauen. Gerne diene ich dem Großen Ganzen.

Kiefer = Pine (Bachblüte Nr. 24)
Je mehr ich meine innere spirituelle Führung wahrnehme und ihr vertraue, desto leichter lerne ich, Schuld und Fehler richtig einzuschätzen. Ich fühle mich zufrieden, harmonisch und ausgeglichen.

Knoblauchsrauke / Lauchkraut / Lauchhederich
Ich kann einschränkende Überzeugungen und alte, mich behindernde Gefühle überwinden, auch meine Einsamkeit. Energievoll, zuversichtlich und optimistisch starte ich einen neuen Anfang.

Stockmalve = Stockrose
Trotz meiner Behinderung/ schweren Erkrankung/ der unangenehmen Aufgabe, die vor mir liegt, schöpfe ich wieder Vertrauen in das Leben. Ich sehe optimistisch und freudvoll nach vorne und nehme meine gegenwärtige Situation mit mehr Humor.

Puma: 19. Februar bis 20. März

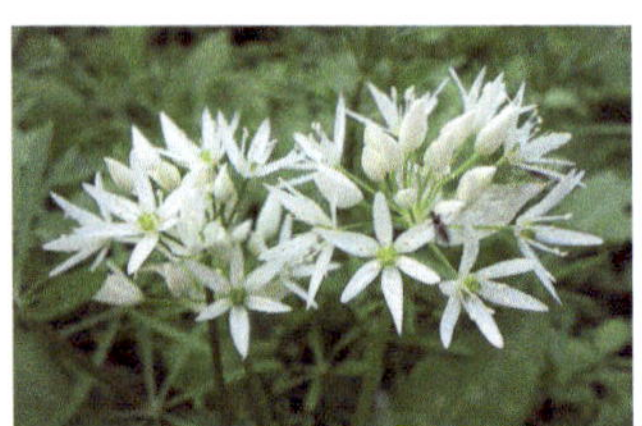

Bärlauch
Pixabay: Michi-Nordlicht

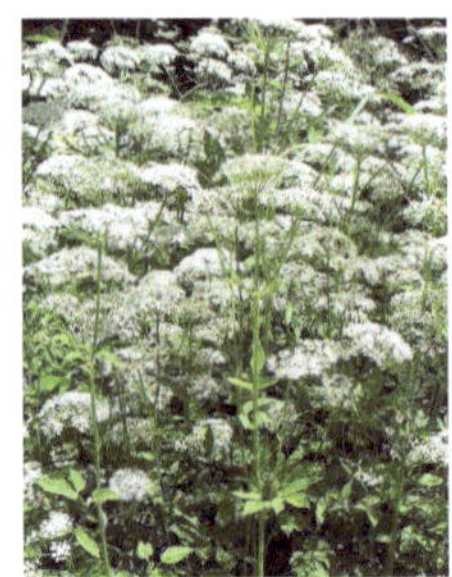

Giersch
CC-BY-SA-3.0 avjoska

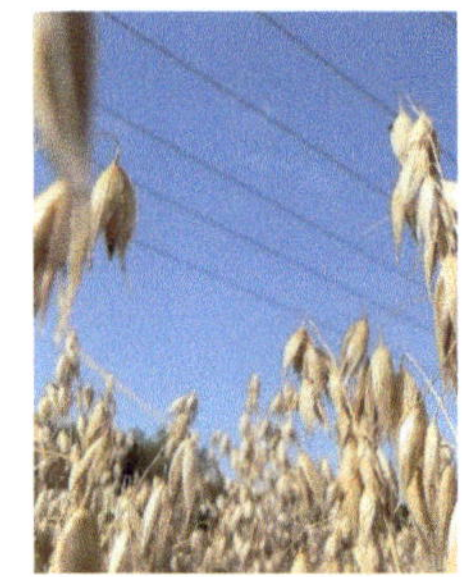

Hafer
Pixnio: CC0 Rosendahl

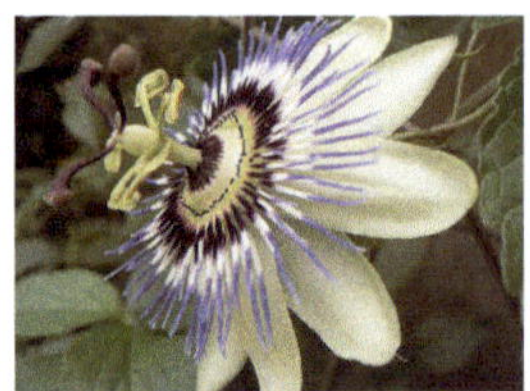

Passionsblume
CC:BY-SA-3.0 W. Robrecht

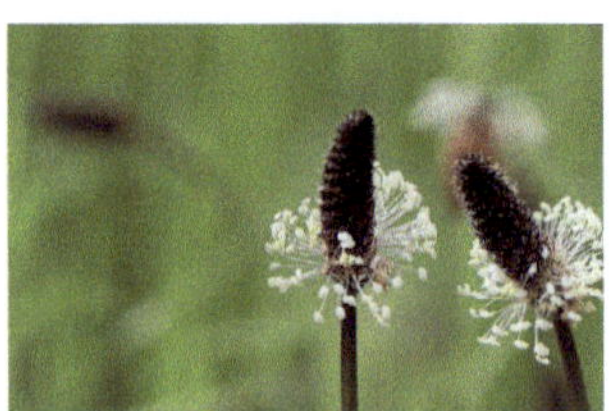

Wegerich
Pixabay: Annette Meyer

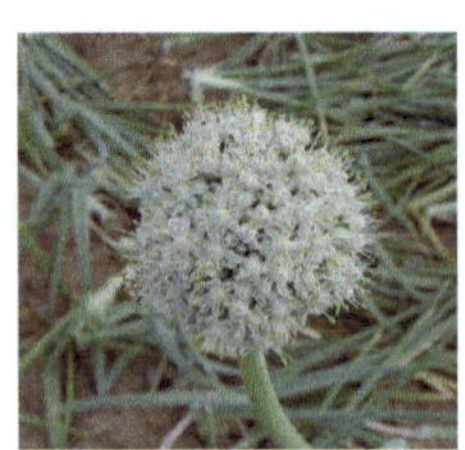

Zwiebel
Public Domain: Leo Michels

Die Botschaft der Pflanzen

Bärlauch

Frisch gestärkt und ganz bei mir selbst lasse ich Trägheit und Bequem-lichkeiten hinter mir. Egal was geschieht, ich bleibe im Gleichgewicht und kann alte Dinge bereinigen.

Giersch

Ich lerne liebevoll persönliche Grenzen abzustecken oder einzuhalten. Ich grenze mich friedvoll ab.

Hafer

Indem ich lerne zu entspannen und Überforderungen rechtzeitig zu erkennen, kann ich schneller regenerieren. So werde ich ausgeglichen und genieße die mentale Ruhe.

Passionsblume

Meine Gefühle und Gedanken kommen immer mehr in Einklang. Ich gewinne den Mut, meine wahren Empfindungen auszudrücken. Dabei bewahre ich meinen Sinn für die Realität.

Wegerich / Spitzwegerich

Ich werde mir meiner Durchsetzungskraft und Eigenmacht bewusst. Aufrecht begegne ich allen Herausforderungen. Meine Verletzungen können ausheilen. Ich fühle mich geschützt und erlebe das Gefühl von Zugehörigkeit.

Zwiebel

Ich trete mit meinem eigenen Innenleben in Kontakt. So entwickle ich Verständnis und eine positive Sichtweise. Jetzt kann ich mich von alten Schutzmauern und Verteidigungsmechanismen befreien.

Wabun

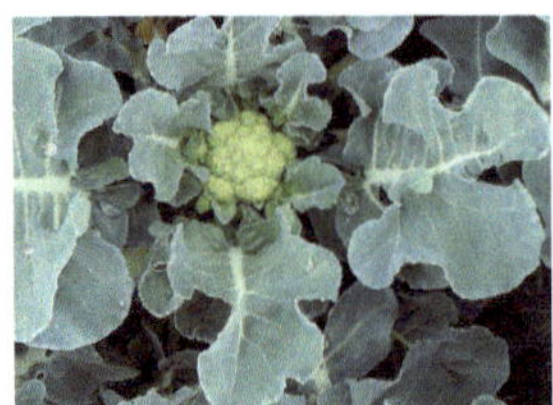

Blumenkohl
Pixabay: artverau

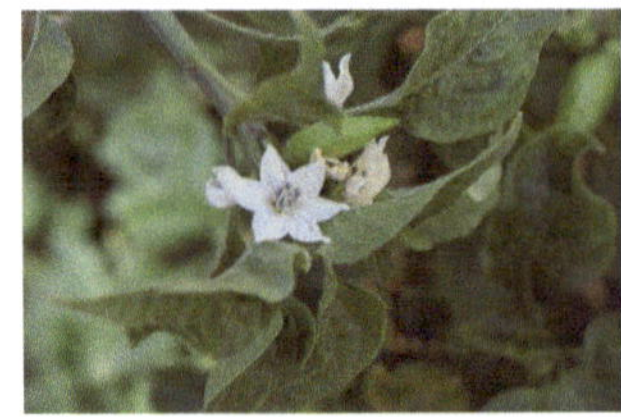

Cayennepfeffer
Pixabay: varun saa

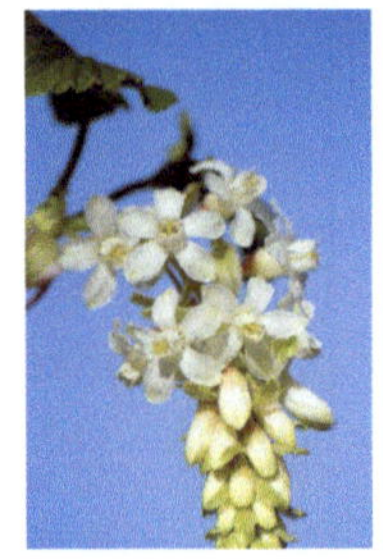

Johannisbeere
Pixabay: Frauke Riether

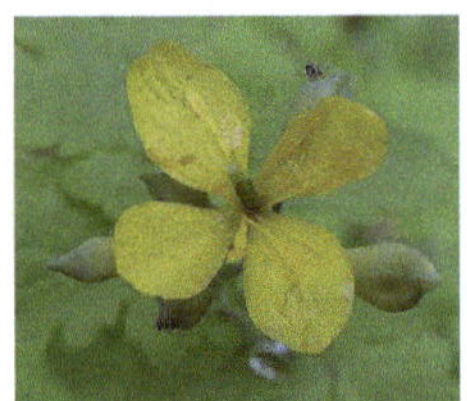

Schöllkraut
Public Domain: Leo Michels

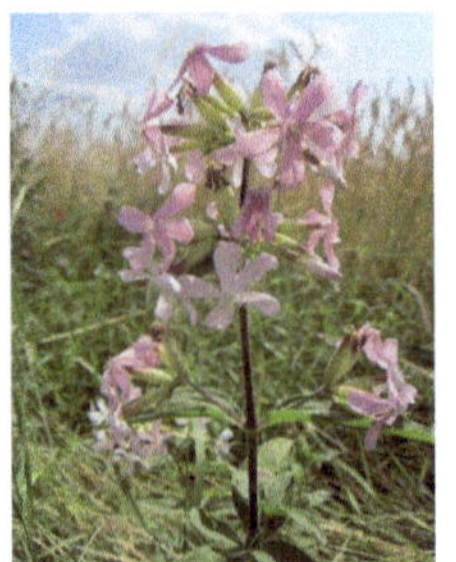

Seifenkraut
Pixabay: wikimedialmages

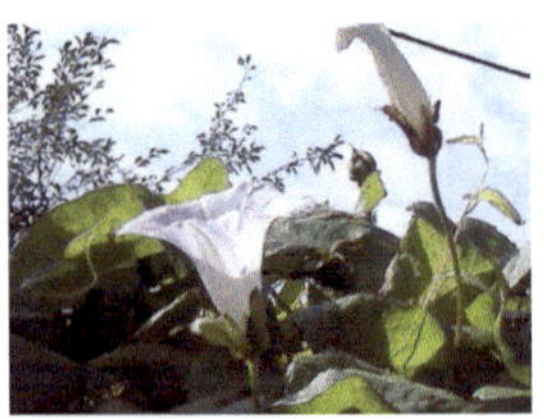

Zaunwinde

<u>Die Botschaft der Pflanzen</u>

Blumenkohl

Mir ist, als würde ich neu geboren. Ich fühle mich bewusst und erlebe mich vollkommen im Gleichgewicht.

Cayennepfeffer

Ich erlebe einen echten Neubeginn. Jetzt kann ich Dinge auch aus einer anderen Perspektive wahrnehmen. Die Veränderung ist notwendig, sie wird mir GUT tun.

Johannisbeere

Veränderung ist angesagt! Ich bringe den nötigen Mut und die Kraft auf, um Dinge anzugehen und liebevoll durchzusetzen.

Schöllkraut

Da ich gelassener werde und mich besser an momentane Umstände anpassen kann, wächst meine innere Zufriedenheit.
Ich fühle mich eins mit mir selbst und orientiere mich neu.

Seifenkraut

Nach schwerem Verlust kann ich endlich Trauer und Hoffnungslosigkeit hinter mir lassen und schöpfe neuen Mut. Zuversichtlich wage ich einen neuen Anfang.

Zaunwinde

Ich erhalte eine zweite Chance und entwickle neue Perspektiven.
So kann ich meine Probleme als Herausforderung erkennen.
Mutig überwinde ich Gewohnheiten, Abhängigkeiten und Süchte.

Erster Schritt des Ostens: Klarheit

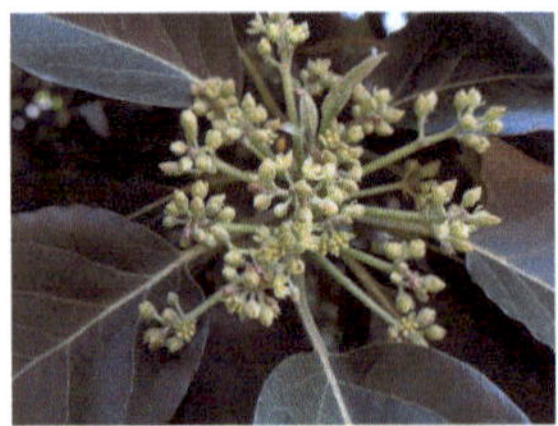

Avocado
CC-BY-SA-4.0 petar43

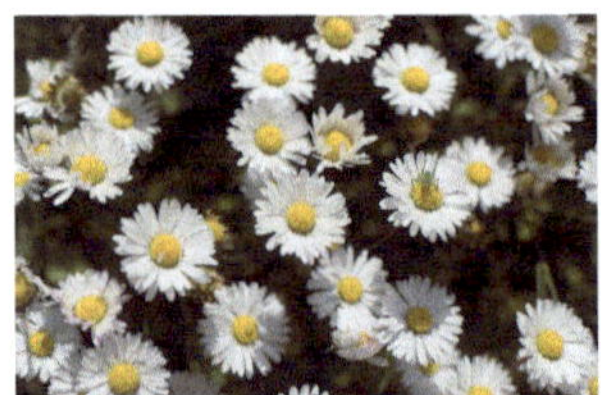

Gänseblümchen
Pixabay: movmy

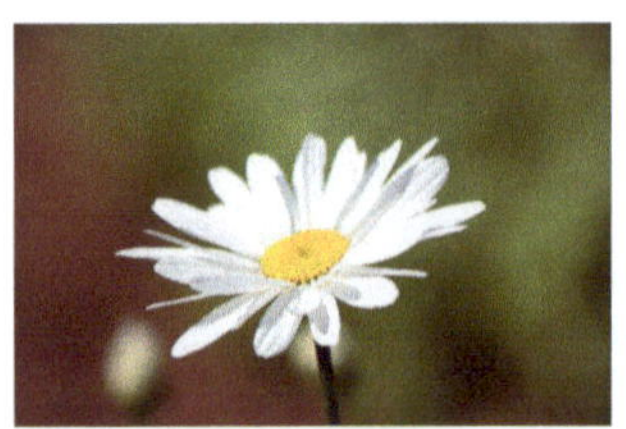

Margerite
Pixnio: CC0 Adrian Pelletier

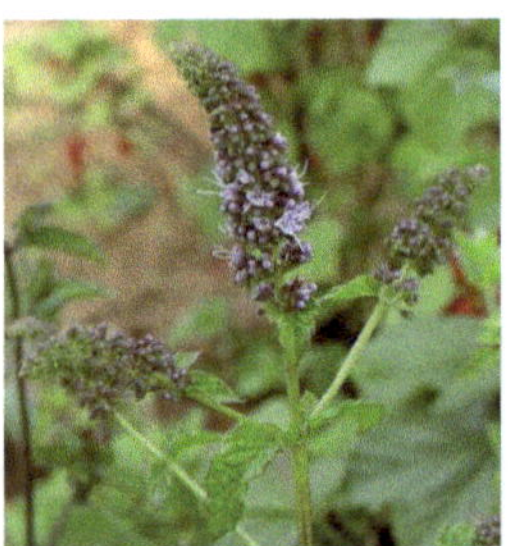

Pfefferminze
Public Domain: Leo Michels

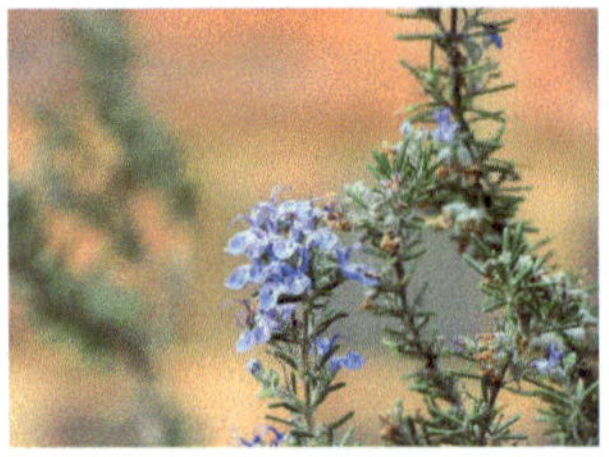

Rosmarin
CC0 pd lynn greyling

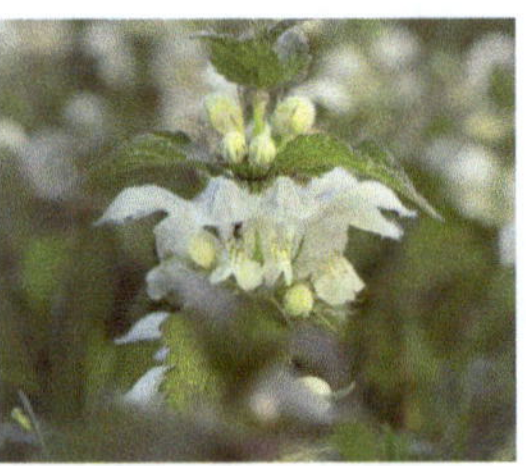

Weiße Taubnessel
Pixabay: didgeman

Die Botschaft der Pflanzen

Avocado

*Ich bin wach, bleibe bei der Sache, schweife gedanklich weniger ab,
kann mir Dinge besser merken und detailgenau arbeiten.
Zusehends verschwinden Prüfungsangst und Lampenfieber.
So macht mir das Lernen Freude.*

Gänseblümchen

*Ich akzeptiere mich und nehme meinen eigenen Raum ein.
So kann ich auch anderen zugestehen, zu sein, wie sie eben sind.
Ich erlebe mich als humorvoll, witzig, kreativ und einfallsreich.*

Margerite = Shasta Daisy

*Ich darf alten Ballast abwerfen. Dadurch begreife ich den Gesamtzu-
sammenhang und erkenne zugleich die Details.
So lerne ich das Große Ganze besser zu verstehen.
Voll Freude beginne ich, das Leben intensiver zu genießen.*

Pfefferminze = Peppermint

*Ich komme innerlich zur Ruhe, fühle ich mich geistig klar, wach und
beweglich. Dadurch erreiche ich mentale und spirituelle Bewusstheit.*

Rosmarin

*Ich fühle mich lebendig, habe ein waches Bewusstsein und eine gute
Erdung. Geistig offen, klar und zielgerichtet verbinde ich mich mit der
universellen Energie, die mir den Weg weist.*

Weiße Taubnessel

*Ich genieße es, aufzuräumen und Klarheit zu schaffen.
So lerne ich auch, mich und andere besser zu erkennen und wertzuschätzen.*

<u>Zweiter Schritt des Ostens: Weisheit</u>

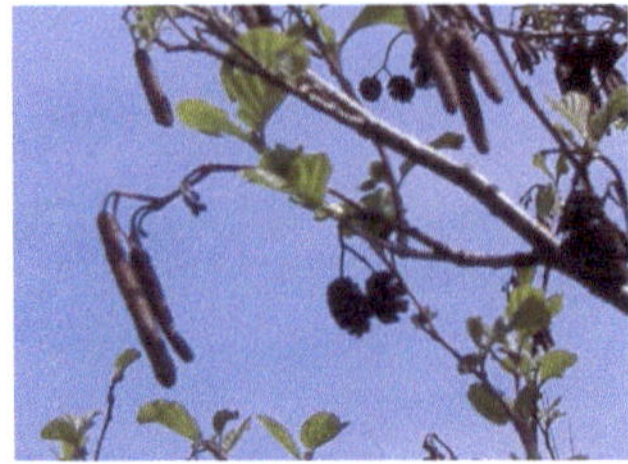

Erle

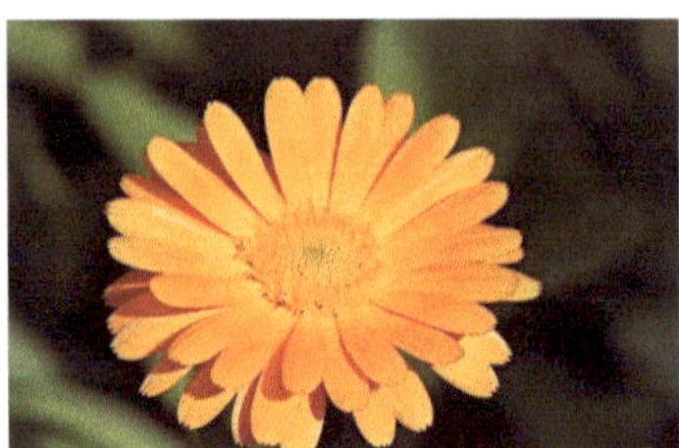

Ringelblume = Calendula
Pixabay: Manfred Richter

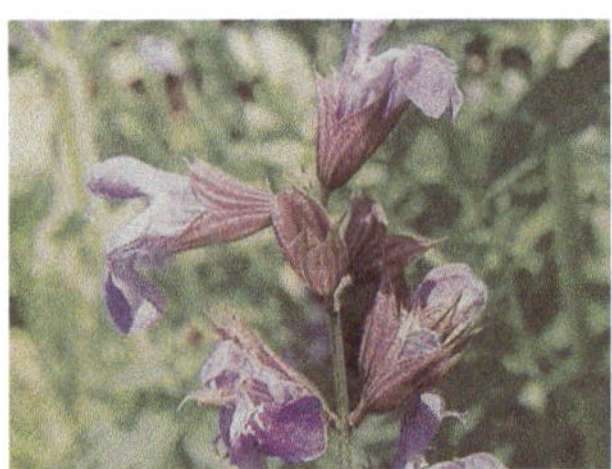

Salbei

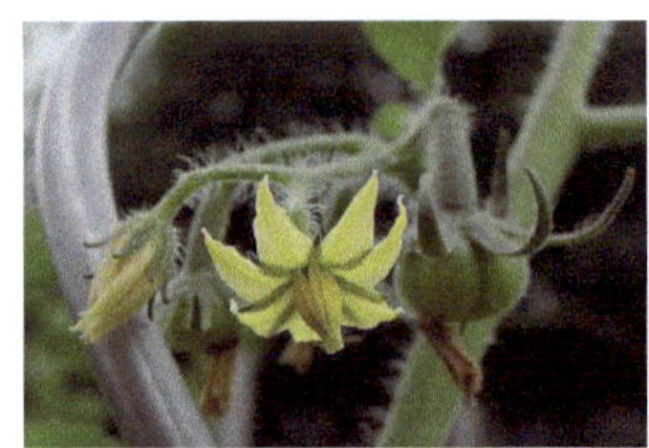

Tomate
Public Domain: Leo Michels

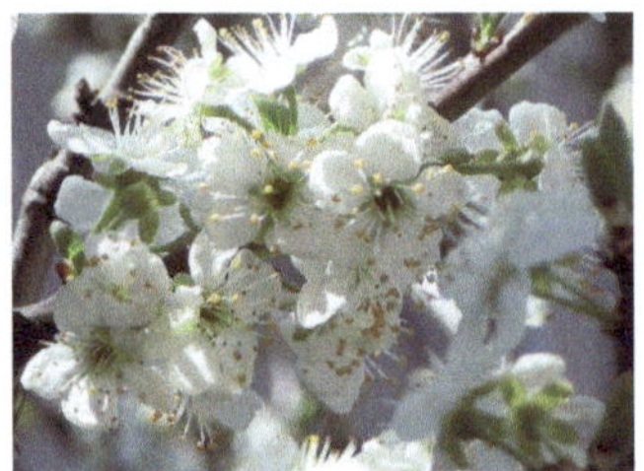

Zwetschge
CC-SA-2.5 Generic Konrad Klatterbeck

Die Botschaft der Pflanzen

Erle

Ich kann das Wesentliche erkennen und nutze die Weisheit in mir. In allen Lebenslagen bleibe ich innerlich gelassen. Indem ich mit der schöpferischen Kraft in mir Kontakt aufnehme, erfahre ich Heilung.

Ringelblume = Calendula

Ich lerne hören und den Sinn des Gesprochenen besser zu verstehen. Ich kann gut sprechen und mich klar ausdrücken. Ich lerne mit den Pflanzen zu reden.

Salbei

Ich betrachte alle Ereignisse von einer höheren Sicht aus. Ein tiefes Wissen um die größeren Zusammenhänge schenkt mir Zuversicht und lässt mich reifen.

Tomate

Ich stelle mich den Herausforderungen des Lebens. So gelingt es mir, Süchte, schädliche Beziehungen und ungesunde Gewohnheiten zu besiegen und auszuheilen.

Zwetschge

Ich lerne loszulassen, was mir nicht guttut. Das Leben hält seine ganze Fülle für mich bereit. Dankbar nehme ich alle Geschenke an und teile großzügig mit anderen.

Dritter Schritt des Ostens: Erleuchtung

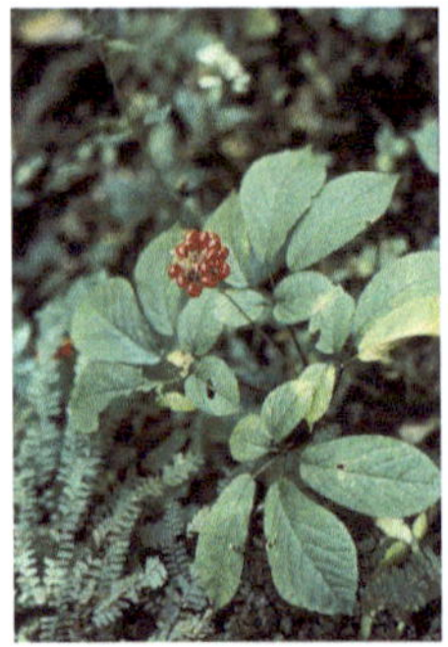

Ginseng

Pixnio CC0

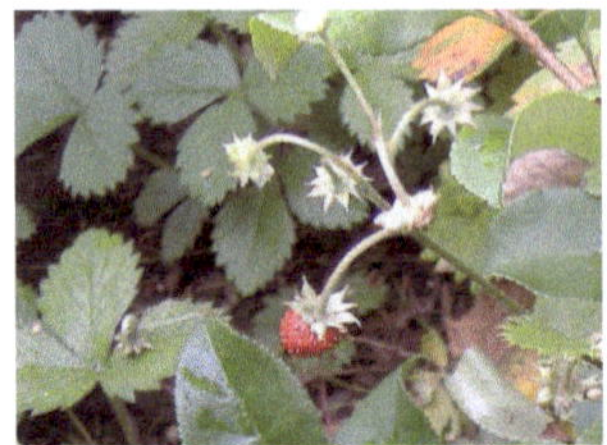

Wald - Erdbeere

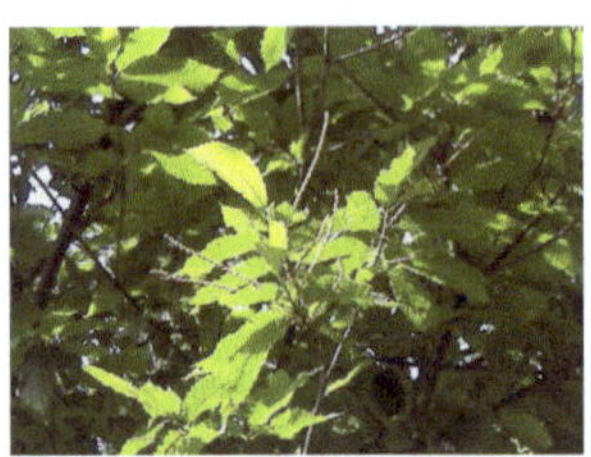

Esskastanie/Marone = Sweet Chestnut

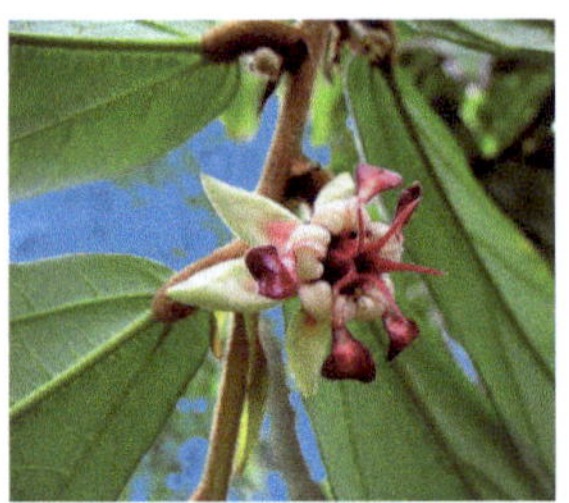

Kakao

Public Domain: Puime

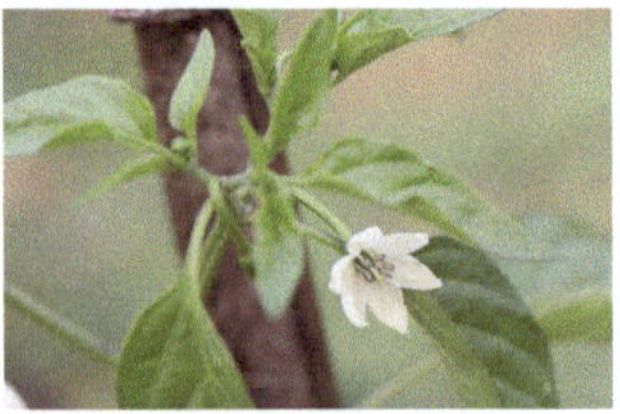

Pfeffer

Pixabay: solanee

Die Botschaft der Pflanzen

Ginseng

*Ich finde zu einem harmonischen, tragfähigen Gleichgewicht.
Zentriert und gut geerdet öffne ich mich meiner höheren Führung.*

Wald-Erdbeere

*Ich finde meine eigene Würde wieder und bin mir des eigenen Wertes
bewusst.*

Esskastanie / Marone = Sweet Chestnut (Bachblüte Nr. 30)

*Ich finde Kontakt zu den höheren Mächten und werde mir meiner Kraft
zur Transformation bewusst. So finde ich Erlösung und inneren Frieden.*

Kakao

*Befreit von überschießenden Emotionen fühle ich mich von Mutter Erde
getragen und empfange ihre Hilfe. So werde ich innerlich klar und kann
mich meiner Intuition öffnen.*

Pfeffer

*In größerem Abstand und von höherer Warte aus nehme ich eine neue
Sichtweise ein. So fühle ich mich leicht und wie befreit von alten Fes-
seln.*

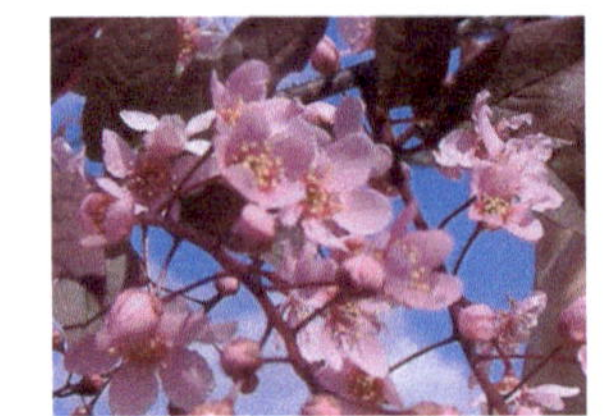

Kirschpflaume = Cherry Plum

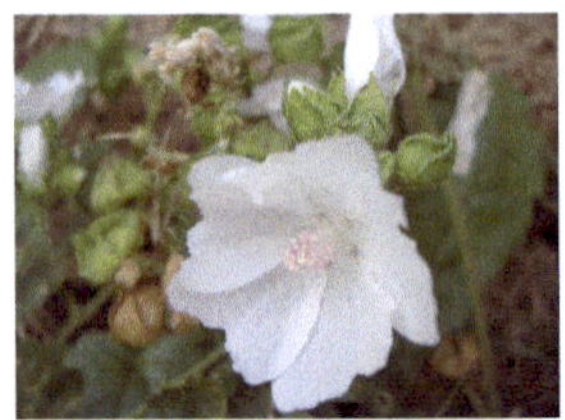

Eibisch = Hibiskus

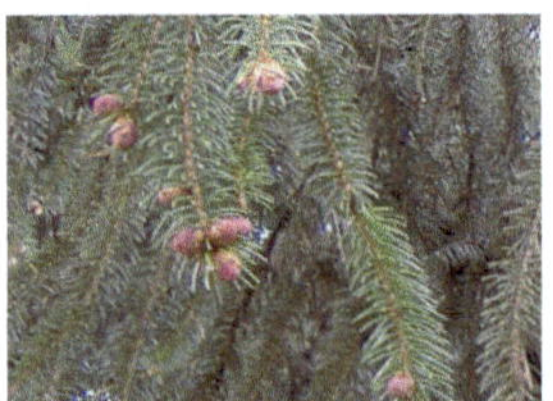

Fichte

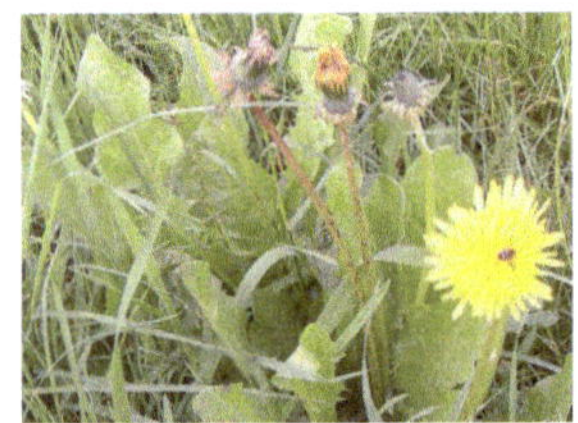

Löwenzahn

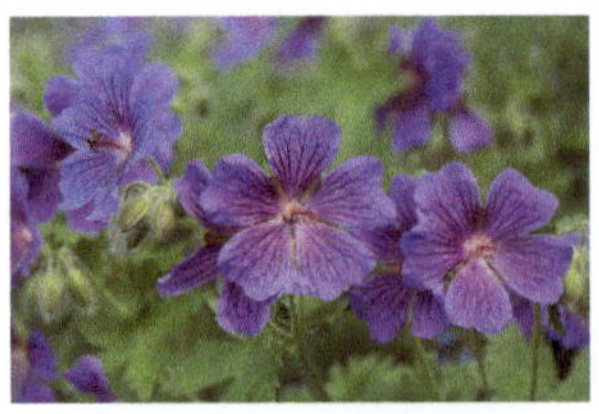

Storchenschnabel
Pixabay: Hans Braxmaier

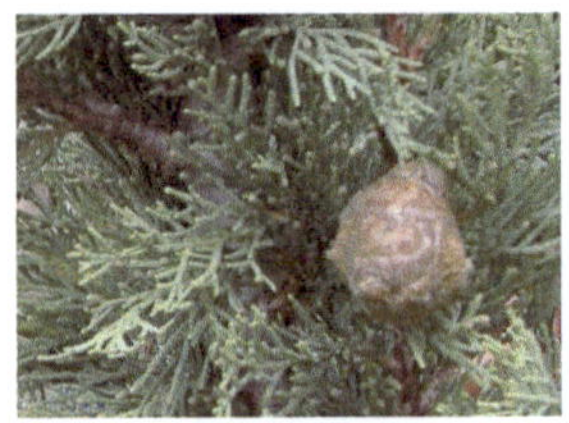

Zypresse

Die Botschaft der Pflanzen

Kirschpflaume = Cherry Plum (Bachblüte Nr. 6)
Ich erkenne die mir innewohnende Energie und finde zu meiner Stärke. Im Vertrauen auf mein Höheres Selbst lerne ich alle meine Gefühle freundlich anzunehmen. So erfahre ich Gelassenheit und innere Ruhe.

Eibisch = Hibiskus
Endlich fühle ich mich frei und beweglich. Ich erlebe eindrücklich, dass ich fähig und verantwortlich handeln kann.

Fichte
Ich kann Vergangenes und Unbearbeitetes abschließen. So fühle ich mich wieder lebendig und öffne meine Seele. Sprühend vor Energie schreite ich voller Optimismus furchtlos voran.

Löwenzahn = Dandelion
Ich fühle, wie sich verdrängte Emotionen lösen. So kann ich mich entspannen und bin gut geerdet. Optimistisch und offen für Neues lasse ich mich von der Kraft meiner Energien tragen.

Storchenschnabel
Mutig und zielstrebig gehe ich meinen neuen Weg. Ich lerne in Leichtigkeit Altes loszulassen und lasse abfließen, was mich traurig macht.

Zypresse
Dank der Kraft meines Willens lerne ich mich auf das Wesentliche zu konzentrieren. Meine gedankliche Klarheit hilft mir, Ziele zu setzen und zu erreichen.

Biber: 20. April bis 20. Mai

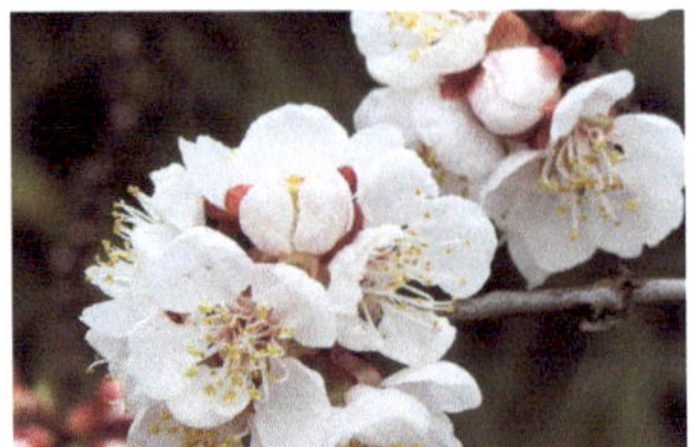

Aprikose

Pixabay: Hans Benn

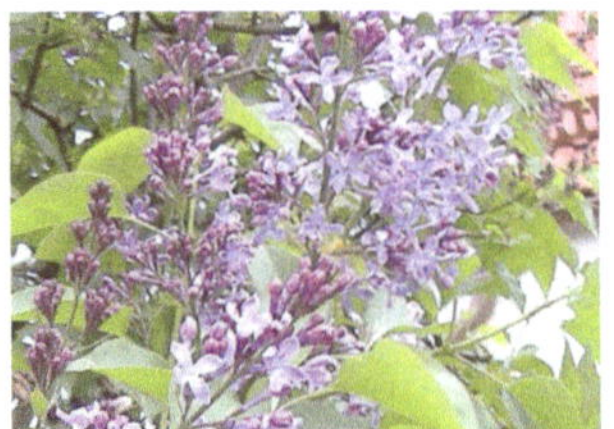

Flieder

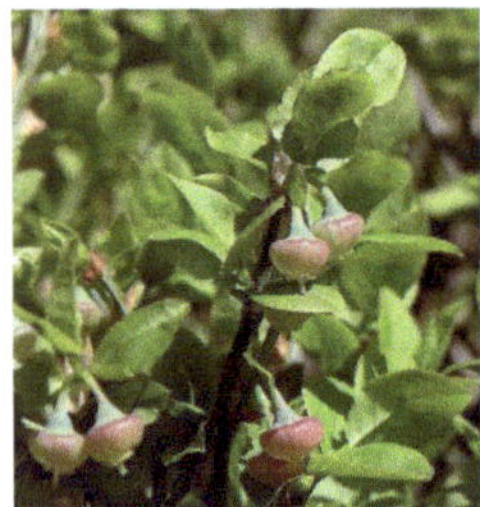

Heidelbeere

Public Domain: Leo Michels

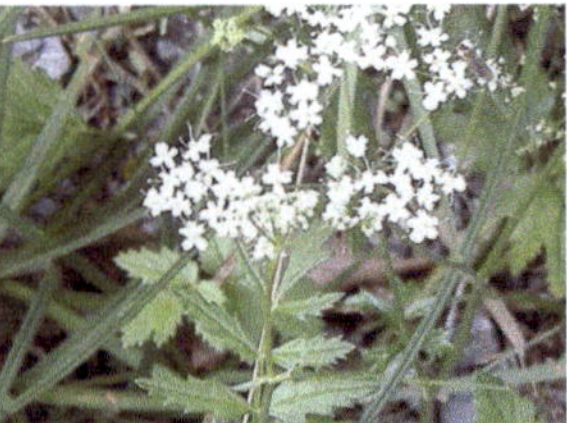

Wiesen-Kerbel

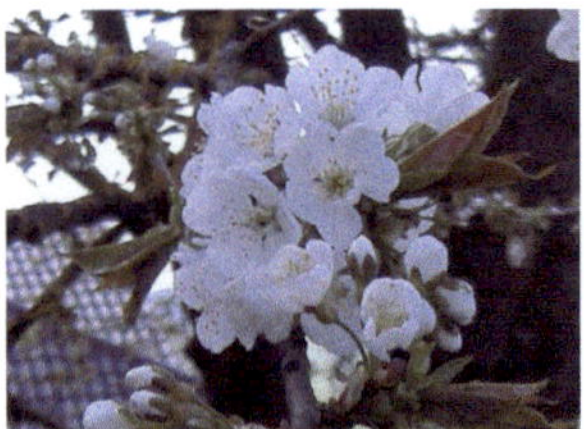

Kirsche

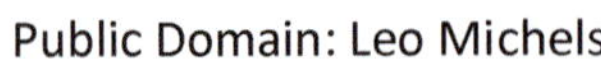

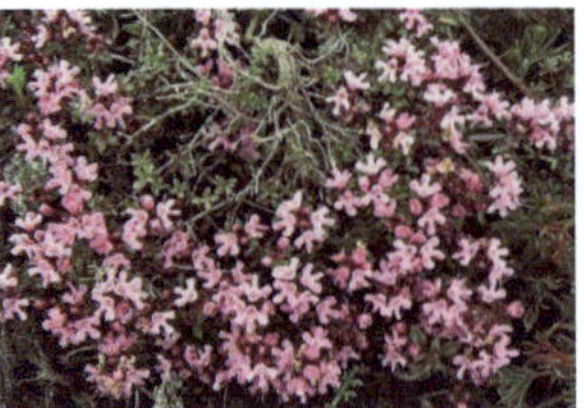

Feld-Thymian / Quendel

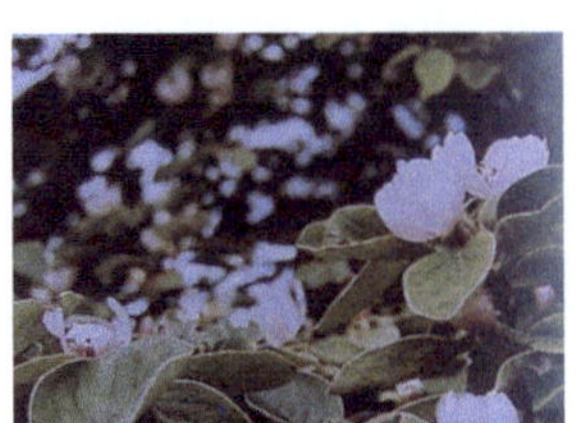

Quitte

Die Botschaft der Pflanzen

Aprikose
*Zufrieden darf ich erfahren, wie sich mein seelisches Wohlbefinden
positiv auf noch vorhandene körperliche Beschwerden auswirkt.*

Flieder
*Ich erkenne meinen eigenen Wert, lerne mein ureigenes Wesen zu zei-
gen und erfreue mich daran, dass ich erwachsen bin. Die Fürsorge für
mich selbst und mein Heim schenkt mir Stabilität und Zufriedenheit.*

Heidelbeere
*Ich erlebe mich als Teil der Natur und finde Zugang zu ihren tiefen Bot-
schaften. Kreativ und zupackend gestalte ich mein natürliches Umfeld.*

Kerbel (ähnlich Wiesenkerbel)
*Ich lerne, mehr aus mir herauszugehen, werde in allem beweglicher,
sorge gut für mich und treffe sichere Entscheidungen.*

Kirsche
*Ich verspüre Energie, Fröhlichkeit und Lebensfreude. Endlich kann ich
mein Leben genießen und gestalte uns ein schönes Miteinander.*

Thymian / ebenso Feldthymian/Quendel
*Ich kann die Ungerechtigkeit der Welt, was mich und andere betrifft,
manchmal nicht verstehen. Aber ich mache mir die Gesetze des Lebens
immer mehr vertraut und bringe die Dinge ins Gleichgewicht.*

Quitte = Quince
*Ich lerne meine starken und meine schwachen Seiten anzunehmen.
Nicht mehr innerlich hin- und hergerissen, treffe ich kraftvoll meine
Entscheidungen. Somit kann ich kreativ und liebevoll handeln.*

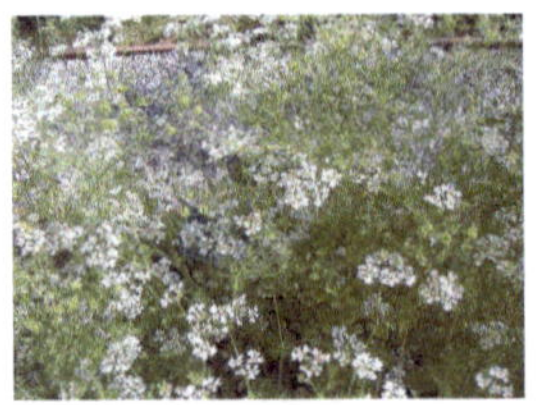

Anis

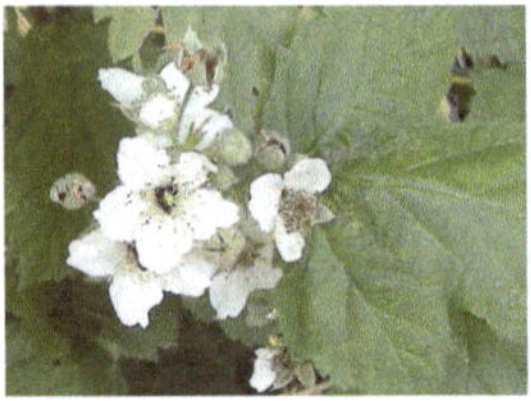

Brombeere

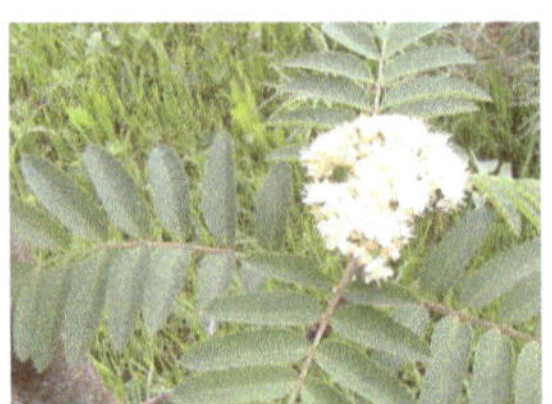

Eberesche

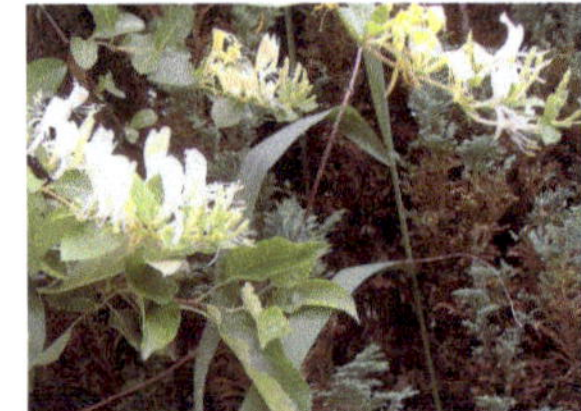
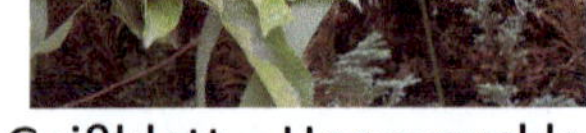

Geißblatt = Honeysuckle

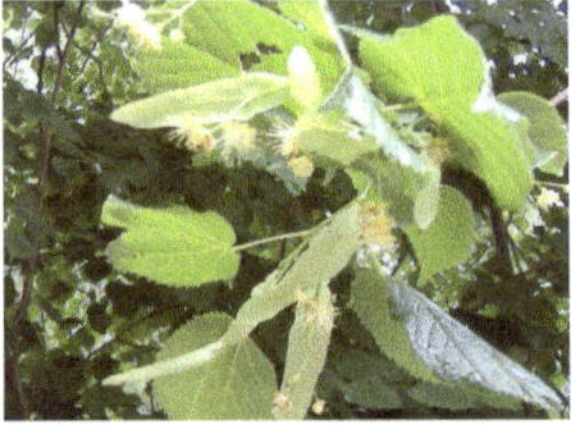

Linde

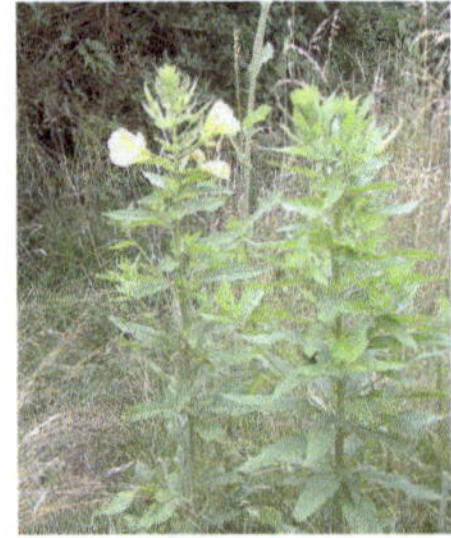

Nachtkerze

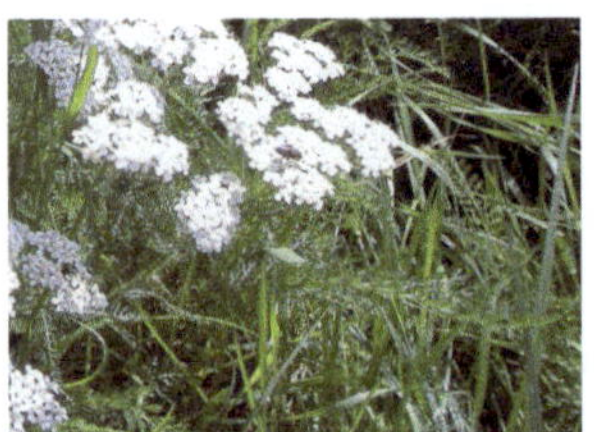

Schafgarbe

Die Botschaft der Pflanzen

Anis
Anmutig und umsichtig wie ein Hirsch bewegen sich meine Gedanken.
Ich erkenne, dass ich gesund bin.

Brombeere = Blackberry
Endlich finde ich Kraft und den Mut, meine Visionen zu verwirklichen.
Da ich verstehe, was ich sehe, gelange ich zu wahrer Erkenntnis.

Eberesche / Vogelbeere
Je mehr mein Geist nach Wahrheit und Lauterkeit strebt, umso leichter
finde ich zu umfassender Gesundheit. Ich kann die immer gleichen Feh-
ler vermeiden und lerne zu vergeben.

Geißblatt / Jelängerjelieber = Honeysuckle (Bachblüte Nr. 16)
Ich lasse Vergangenes los und schaffe jetzt Raum für die Gegenwart.
So werde ich handlungsfähig und fließe mit dem Fluss des Lebens.

Linde
Einfühlsam und beweglich vermag ich die Schönheit des Lebens
in allen Ausdrucksformen zu schätzen.
Ich baue vertrauensvoll Beziehungen auf und fühle mich zugehörig.

Nachtkerze
Ich erhalte den Mut, hinter die Dinge zu schauen, Täuschungen zu er-
kennen und Dunkles umzuwandeln. Fehler oder störende Verhaltens-
weisen, die mir beim anderen auffallen, nehme ich zum Anlass, mich
mit meinem eigenen Schatten zu versöhnen.

Schafgarbe = Yarrow
Ich bleibe unbeschadet von Strahlen, Wetter und Umwelteinflüssen.
Da ich mich abgrenzen kann, fühle ich mich sicher geschützt.
Körper, Geist und Seele bilden eine wunderbare Einheit.

<u>Shawnodese</u>

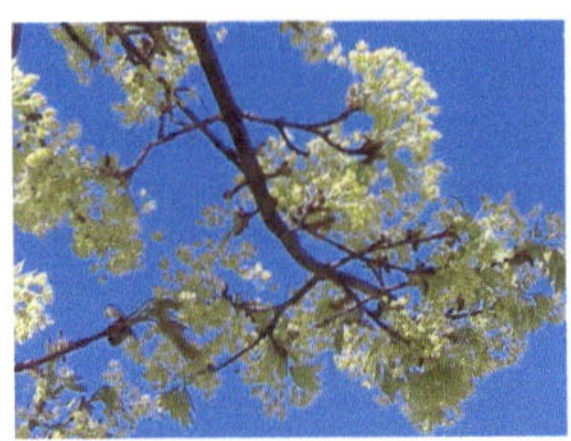

Ahorn

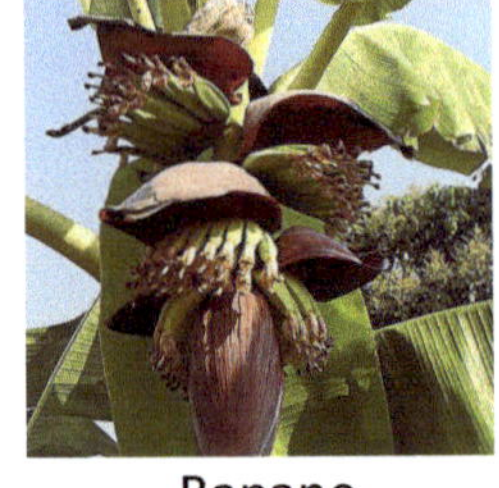

Banane

Pixabay: josch 13

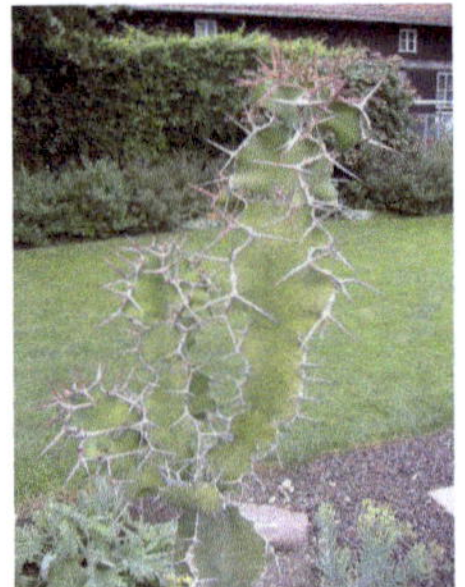

Feige / Kaktusfeige

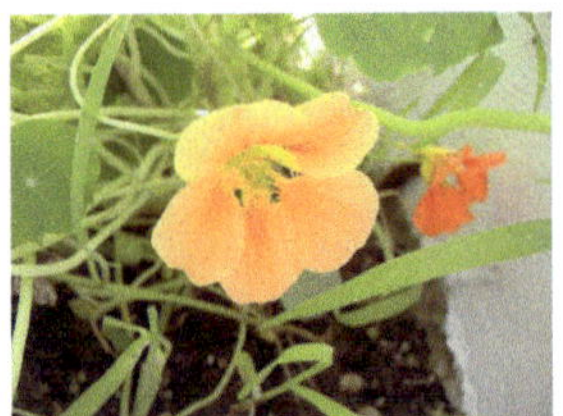

Kapuzinerkresse

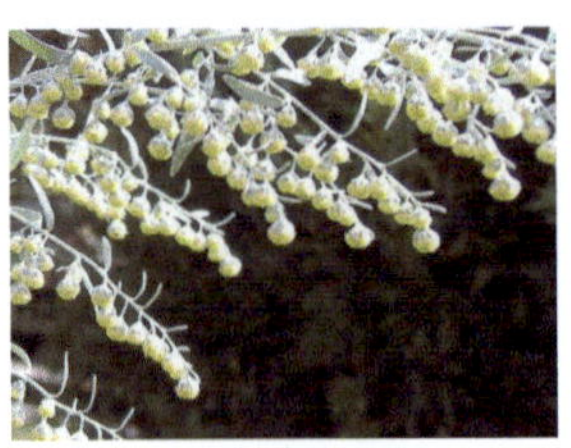

Wermut

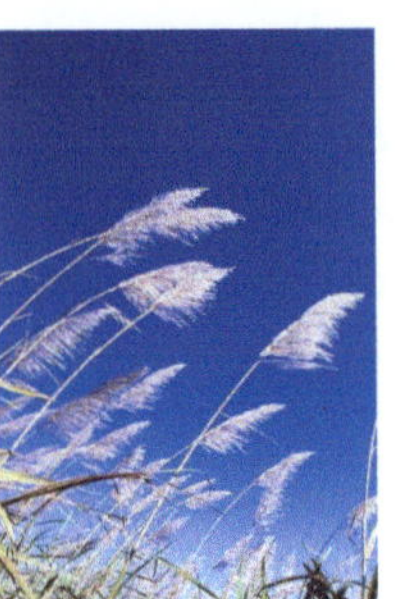

Zuckerrohr

Pixnio: CC0 Scott Bauer

Die Botschaft der Pflanzen

Ahorn

Ich fühle, wie aller angestaute Stress abzufließen beginnt. Innere Leichtigkeit erfüllt mich und schafft Raum für frische, neue Energien.

Banane

Ich fühle mich gut gesättigt und genährt. Durch die mir ebenfalls innewohnende männliche Energie kann ich meine Weiblichkeit vollkommen leben und verströmen.

Feige / Kaktusfeige = Saguaro

Indem sich meine verborgenen Ängste lösen, erhalte ich zunehmend Verständnis für die Nöte der anderen. Ich fühle mich selbstsicher, bin gütig und voller Lebenskraft.

Kapuzinerkresse = Nasturtium

Nachdem ich lange so verbissen gearbeitet habe, fühle ich Energie und Lust auf neue Erlebnisse. Ich lerne wieder lachen.

Wermut

Ich erkenne mich und zeige mich so, wie ich wirklich bin.
Jetzt kann ich den Weg der Liebe gehen.

Zuckerrohr

Voll Erstaunen und Dankbarkeit empfange ich die Süße des Lebens.
Das richtet mich innerlich auf und schenkt mir so viel neue Energie,
dass ich auch selbst für die anderen da sein kann.

Erster Schritt des Südens: Wachstum

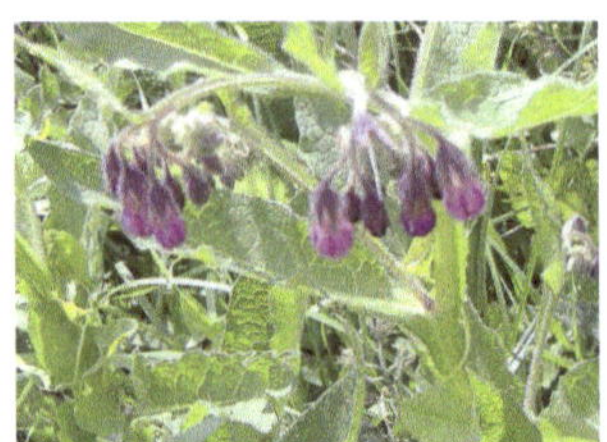

Beinwell

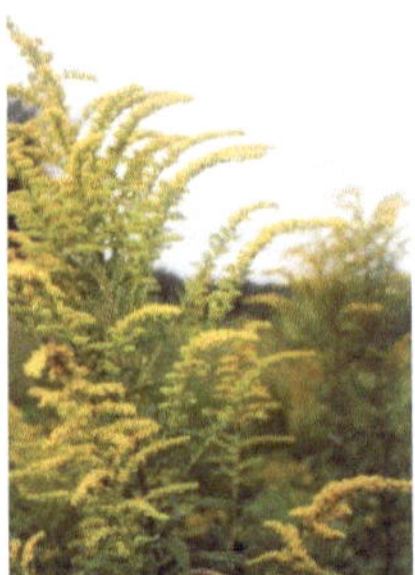

Goldrute
Pixnio: List Maddie

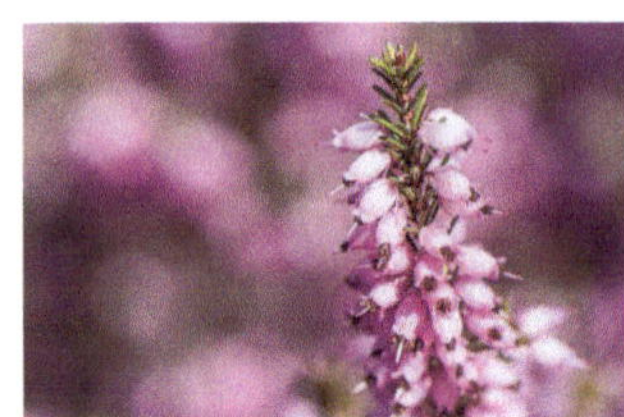

Heidekraut / Erika = Heather
Public Domain CC0

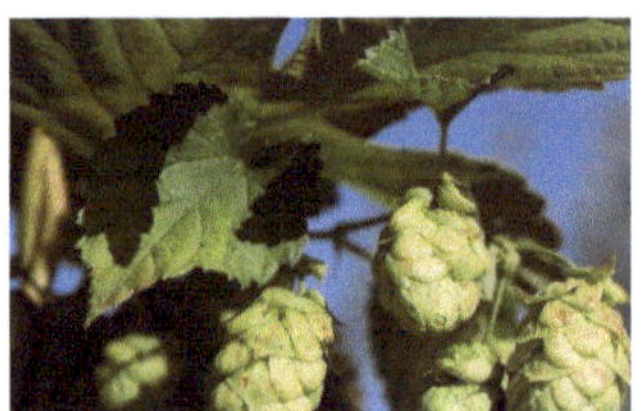

Hopfen
Pixnio CC0 ulleo

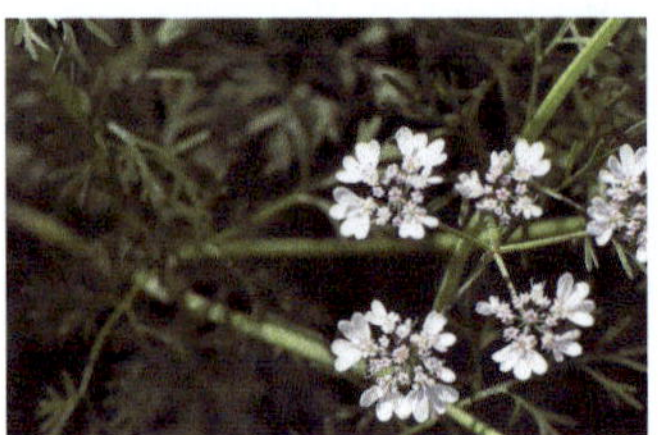

Koriander
Pixabay: SKorchanov

Die Botschaft der Pflanzen

Beinwell
Da ich mich fest verwurzelt und zugehörig fühle, kann ich von nun an Veränderungen als hilfreich erleben. Ich lasse meiner Kreativität freien Lauf und erlaube mir, mich selbst zu verwirklichen.

Goldrute = Goldenrod
Ich finde meine Identität, bin innerlich stabil und selbstsicher, und bleibe den eigenen Werten treu. So kann ich offener mit anderen Menschen umgehen.

Heidekraut = Erika = Heather (Bachblüte Nr. 14)
Ich fühle mich genügend beachtet und angenommen. So kann ich die Nähe anderer Menschen genießen, lerne besser zuzuhören und leichter auf fremde Bedürfnisse einzugehen. Es ist schön, nicht allein zu sein!

Hopfen
Ich gewinne nicht nur körperlich, sondern auch seelisch an Reife. Dadurch fällt mir in der Gruppe der Austausch auf Augenhöhe immer leichter.

Koriander
Indem ich mich auch mit unangenehmen Dingen konfrontiere, mache ich mich bereit für mein seelisches Wachstum.

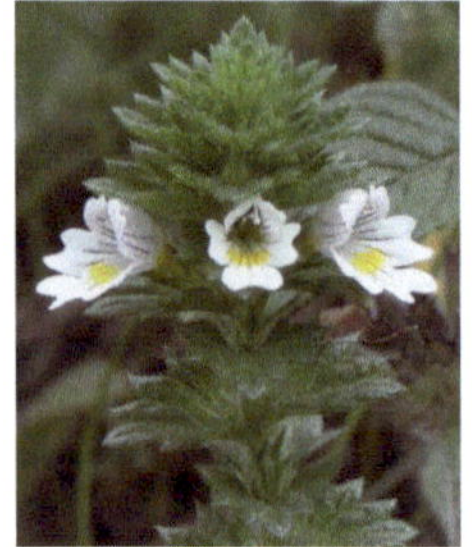

Augentrost

Public Domain: Leo Michels

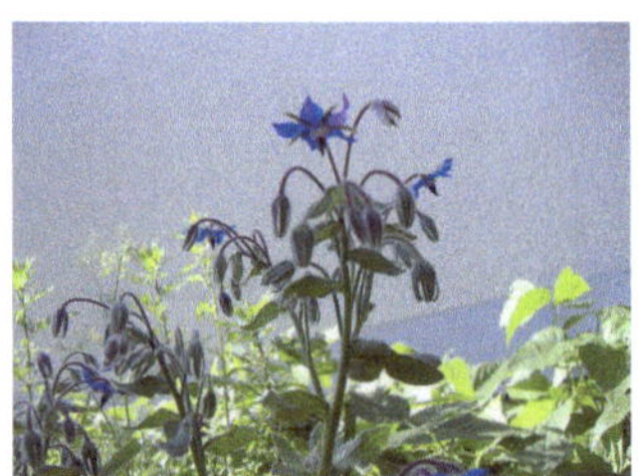

Borretsch = Borage

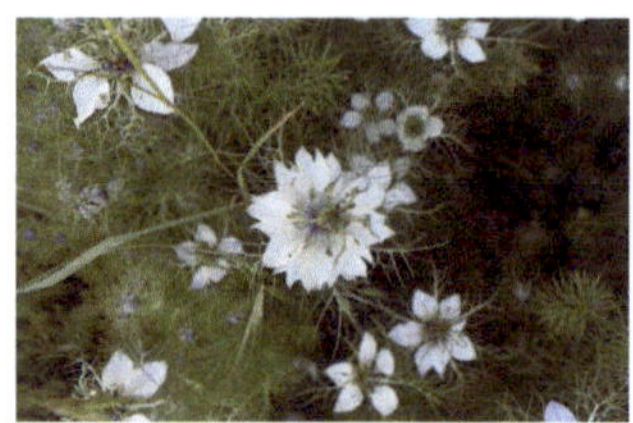

Kreuzkümmel /Cumin

Pixabay: Marie Czarnecki

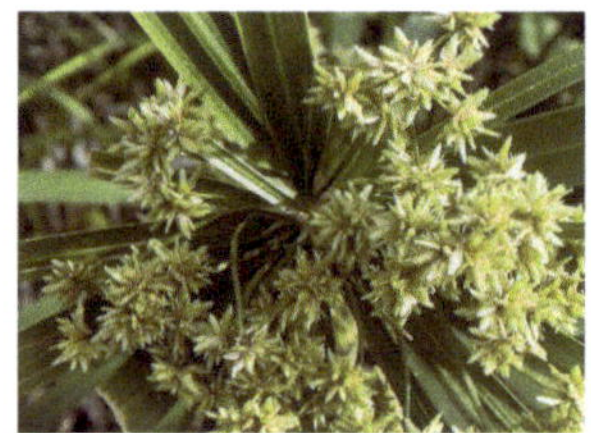

Liebstöckel

Public Domain CC0 linnaea malette

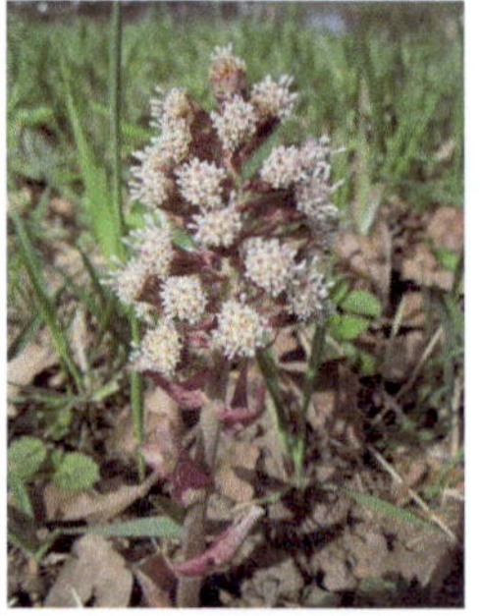

Pestwurz

CC0 1.0 AnRo0002

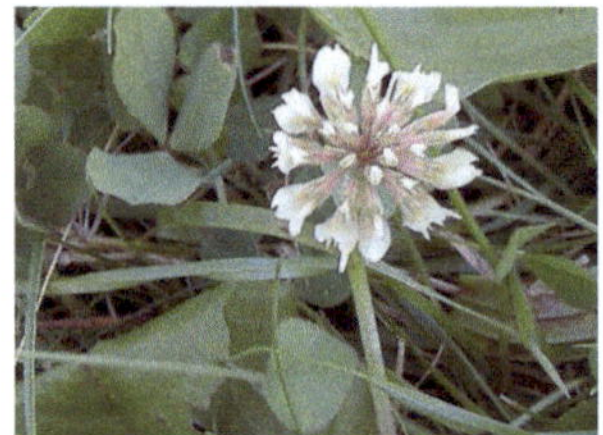

Weißklee

<u>Die Botschaft der Pflanzen</u>

Augentrost

Indem ich mich erkenne, wie ich <u>wirklich</u> bin, lerne ich meine eigenen ungeliebten Seiten besser anzunehmen.
So gelingt es mir auch, andere Menschen rundum zu akzeptieren.

Borretsch = Borage

Aus Niedergeschlagenheit und Trauer erwächst neue Kraft und der Mut, mein Leben zu meistern. Zuversichtlich und entschlossen überlasse ich mein Inneres Kind der göttlichen Heilkraft.

Kreuzkümmel = Cumin

Ich darf loslassen, was mich belastet, und lerne auf das Gute zu vertrauen. So schließe ich Freundschaft mit dem Leben und mit anderen Menschen.

Liebstöckel

Ich kann und darf mich zeigen, wie ich wirklich bin.
Ich entlasse Kummer und Negativität aus meinem Körper.

Pestwurz

Ich erkenne das Gute in meinem Inneren, stehe zu meiner persönlichen Kraft und nehme den mir zugedachten Platz in der Welt ein.

Weißklee

Ich finde den Mut, die eigene Schönheit und Eigenart auszudrücken.

<u>Dritter Schritt des Südens: Liebe</u>

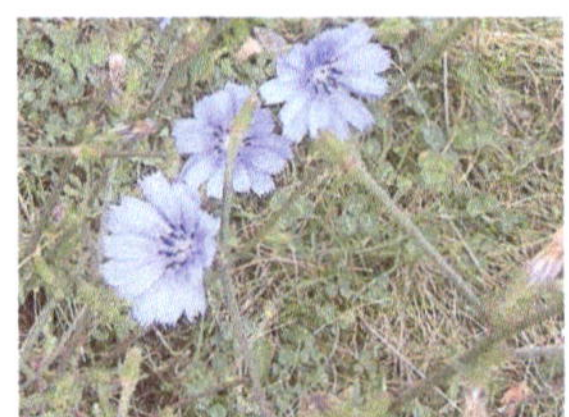

Wegwarte = Chicory

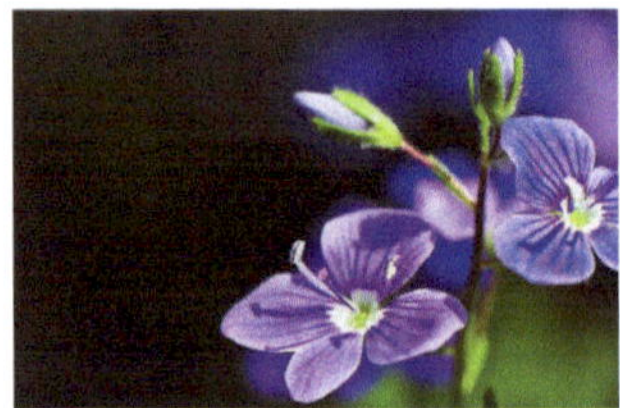

Ehrenpreis
Pixabay: honor-award

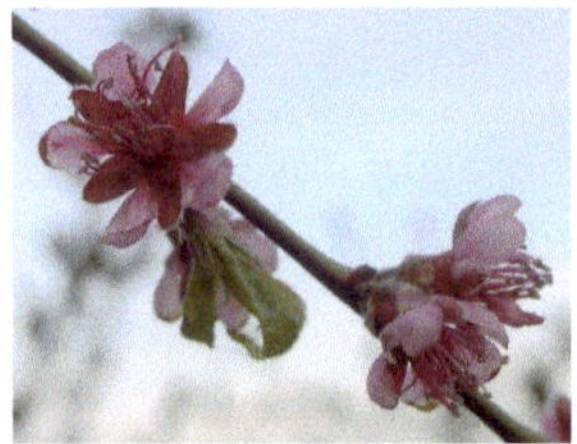

Pfirsich
Public Domain: Leo Michels

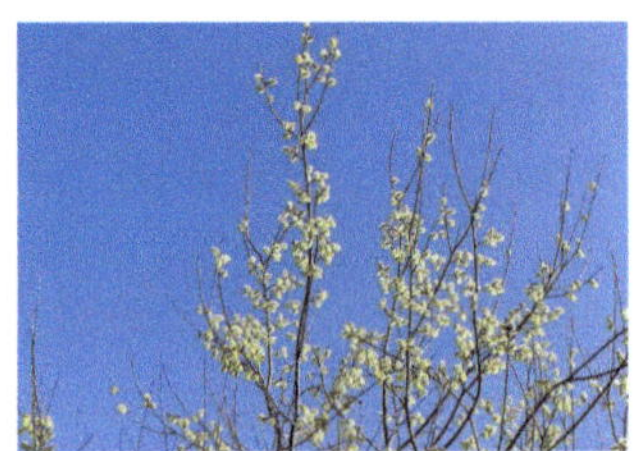

Weide = Willow

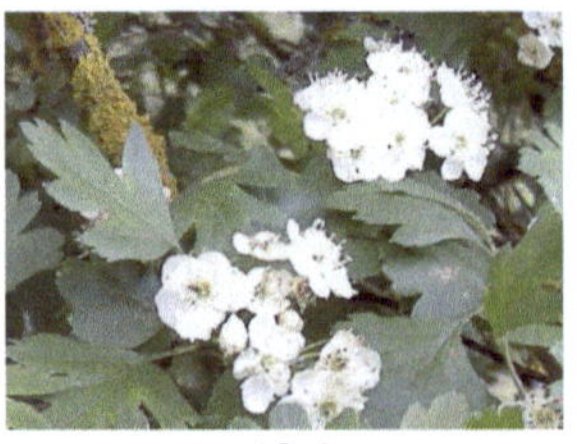

Weißdorn

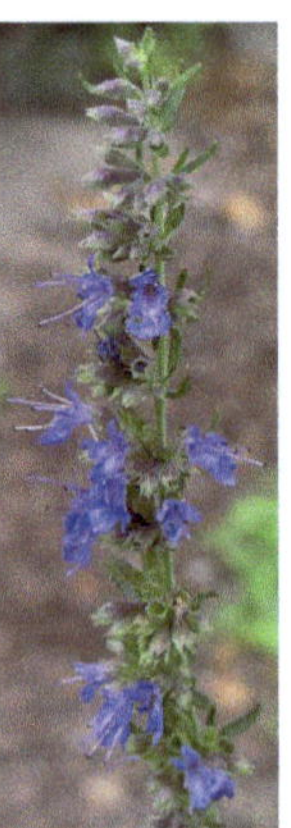

Ysop
Public Domain: Leo Michels

Die Botschaft der Pflanzen

Chicoree = Chicory (Bachblüte Nr. 8)

Wenn ich Anschluss an die göttliche Liebesquelle im eigenen Inneren finde, erhalte ich das, was ich vergebens im Außen suche.
Wenn ich Liebe gebe, kommt auch Liebe zurück.

Ehrenpreis

Je besser ich lerne, meine Gefühle wahrzunehmen und auszudrücken, desto größere Freude bereitet es mir, mit anderen zu teilen.
Ich entdecke dabei in mir meine weiche, rücksichtsvolle Seite.

Pfirsich

Dankbar fühle ich, wie sich seelische Spannungen lösen.
Ich empfinde so viel Liebe zu mir und meinen Mitmenschen,
dass ich aus ganzem Herzen zu schenken vermag.

Weide = Willow (Bachblüte Nr. 38)

Schuldzuweisungen haben mich nicht weitergebracht. Ich lerne mir und den anderen Menschen von ganzem Herzen zu vergeben und Feindschaften zu beenden.

Weißdorn

Indem ich erlittene Verluste als Teil meiner selbst anzunehmen lerne, erfahre ich meine tiefe Trauer als reinigende Kraft. Mein Herz öffnet sich der lebendigen Schönheit und ich erhalte Zugang zu wahrhafter Liebe, zu Leidenschaft und Zärtlichkeit.

Ysop

Endlich verstehe ich, dass ich nicht immer vollkommen sein muss.
Indem ich mein Bestes gebe und aus meinen Handlungen lerne, kann ich Schuldgefühle endlich loslassen und zeige auch den anderen gegenüber mehr Mitgefühl.

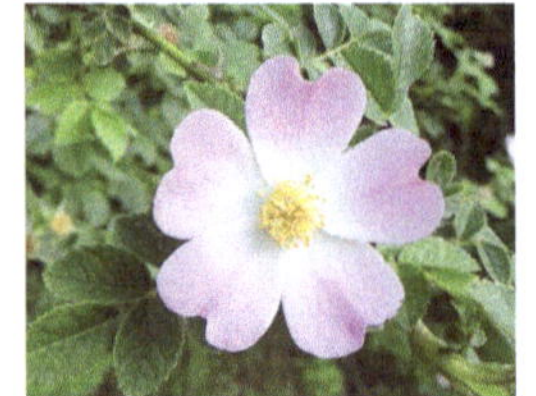

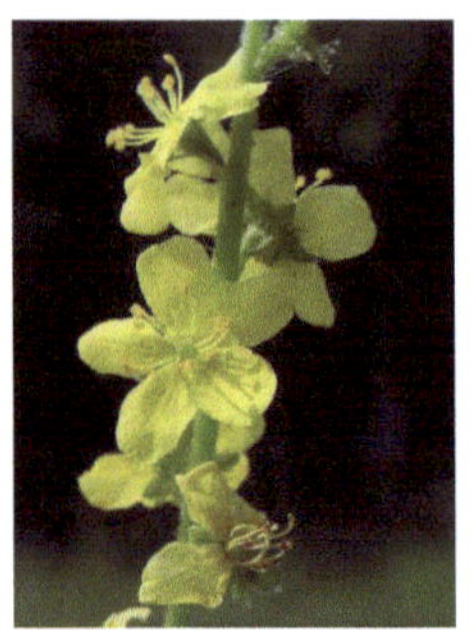

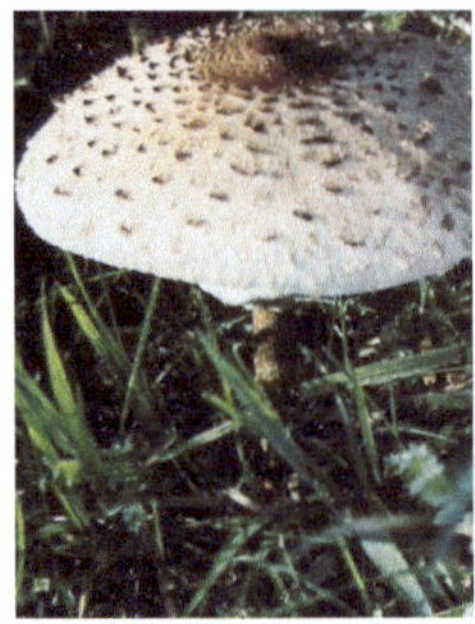

Heckenrose = Wild Rose

Odermennig = Agrimony
Public Domain: Leo Michels

Parasol

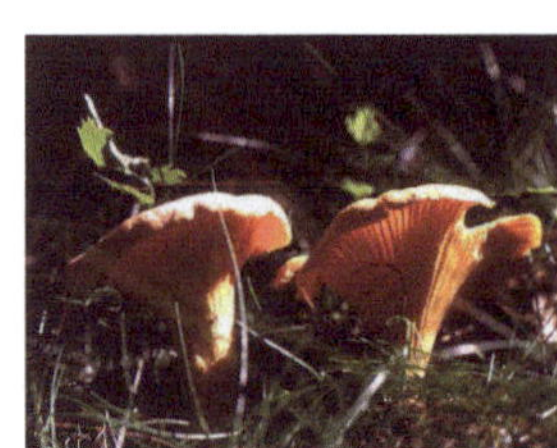

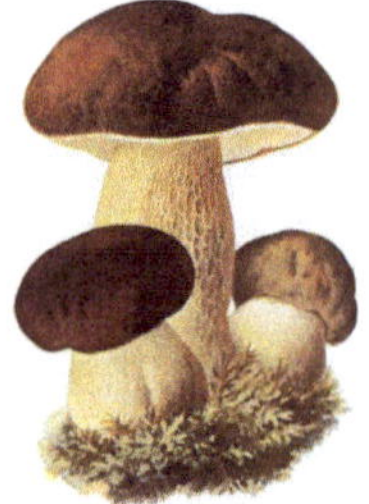

Pfifferling
CC-BY-SA-3.0 Walter J. Pilsak

Steinpilz
Gemeinfrei: Albin Schmalfuß

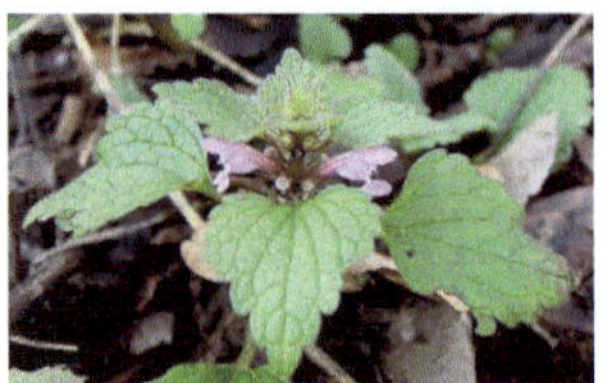

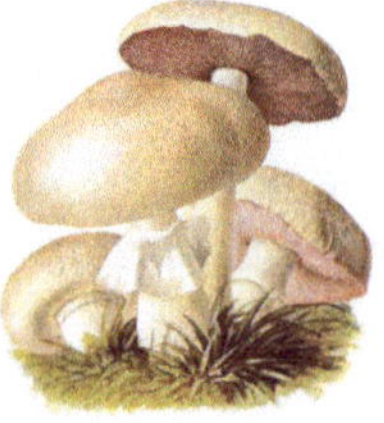

Rote Taubnessel
Public Domain: Leo Michels

Wiesenchampignon
Gemeinfrei: Albin Schmalfuß

Die Botschaft der Pflanzen

Heckenrose / Hagebutte = Wild Rose (Bachblüte Nr. 37)
Endlich spüre ich wieder Lebensfreude und entscheide mich für ein schönes, sinnenfrohes und kreatives Leben. Ich fühle mich im Kreis meiner Familie/ meiner Freunde gut geborgen und geschützt.

Odermennig = Agrimony (Bachblüte Nr. 1)
Endlich fasse ich Mut, bei mir selbst auf den Punkt zu kommen und mich meinen Problemen zu stellen. Die Ehrlichkeit mir selbst gegenüber schenkt mir Ruhe und lehrt mich, die Sorgen anderer zu verstehen.

Parasol
Ich vertraue mich der Lebenskraft an, die in uns fließt und werde mir meiner Bedeutung für die Gemeinschaft allen Seins bewusst.

Pfifferling
Ich genieße es, Teil einer Gemeinschaft, Teil der Natur und somit Teil des Großen Ganzen zu sein. Geborgen, gefestigt und zuverlässig übernehme ich Verantwortung für unser aller Fortkommen.

Steinpilz
Selbst im Notfall und in Krisensituationen ruhe ich fest in mir selbst. Intuitiv empfange ich Heilimpulse für mich und andere.

Rote Taubnessel
Je besser ich mich selber kennen und verstehen lerne, desto offener und aufmerksamer kann ich auf andere Menschen zugehen.
Das macht mich zufrieden und liebevoll.

Wiesenchampignon
Ich bin erfüllt von Lebensfreude und Harmonie. Mit kindlichen Augen kann ich die Welt bestaunen und umarme voller Liebe die Schönheit dieser Welt. Ich empfange Heilung auf allen Ebenen.

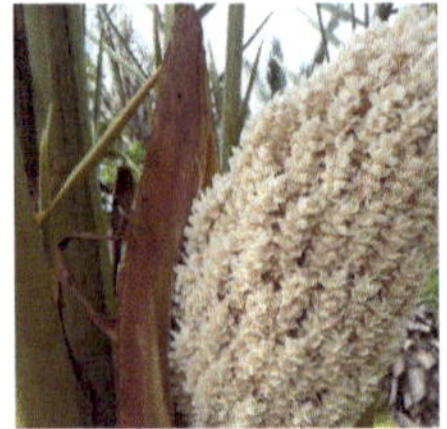

Dattelpalme
CC-BY-SA-3.0 Philmarin

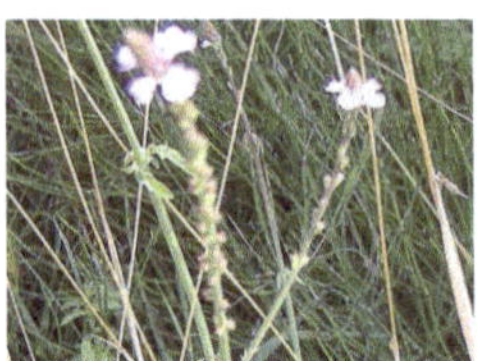

Eisenkraut = Vervain

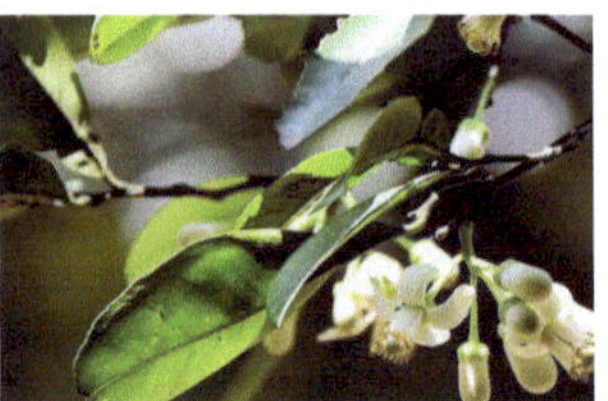

Grapefruit
Pixabay: haphamcamera

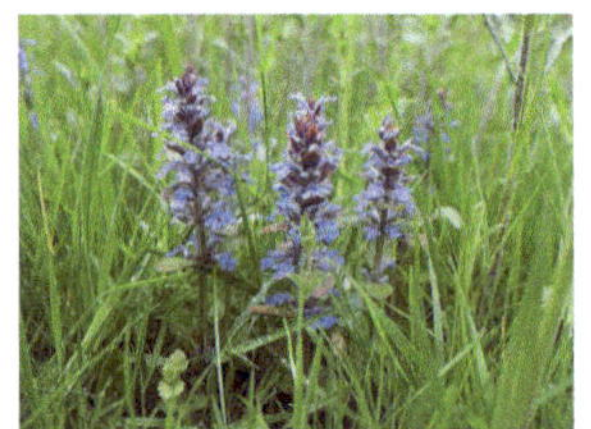

Günsel
Pixabay: Hans Braxmeier

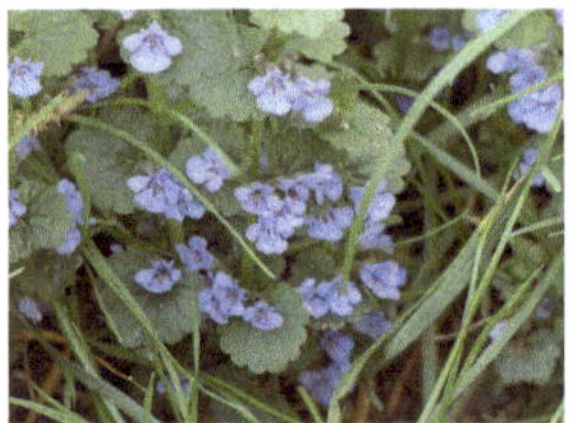

Gundermann
Pixabay: Hans Braxmeier

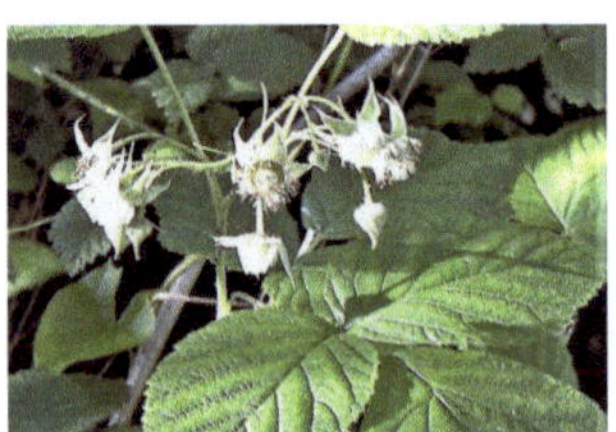

Himbeere

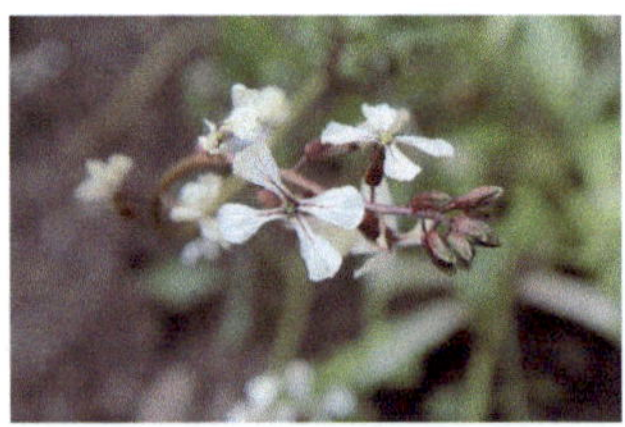

Rucola / Wegrauke
Pixabay: Etienne Gontier

Die Botschaft der Pflanzen

Dattelpalme / Dattel
Indem ich einer Höheren Macht vertraue, regeneriere ich mich und fühle mich ganz verjüngt. So kann ich meine Ideale verwirklichen und für meine Umgebung segensreich sein.

Eisenkraut = Vervain (Bachblüte Nr. 31)
Obwohl ich hohe Ideale habe und mir meiner Sache so sicher bin, lerne ich aus größerem Abstand heraus fremde Standpunkte zu akzeptieren. So können wir gemeinsam handeln.

Grapefruit
Ganz eingebunden in den Fluss des Lebens kann ich mein Grübeln und Hadern loslassen und lerne vollkommen zu entspannen.

Günsel
Ich lerne den eigenen Standpunkt zu vertreten und nehme Einfluss auf mein eigenes Leben.

Gundermann
Spirituell geführt übernehme ich Verantwortung für mich und meine Handlungen. Ich fühle mich mündig und erwachsen.

Himbeere
Ich lerne verzeihen und fühle mich getröstet. So kann ich gutherzig und wahrhaft liebevoll sein. Kraftvoll, entschlossen und großzügig finde ich positive Lösungen.

Rucola/ Rauke/ Wegrauke
Ich nehme mich liebevoll wahr, auch mit meinen Schwächen. So fällt mir der Zugang zu anderen, mir nicht so verständlichen Menschen leichter. Ich lerne das Feuer der Sexualität zuzulassen und zu genießen.

Braunbär: 23. August bis 22. September

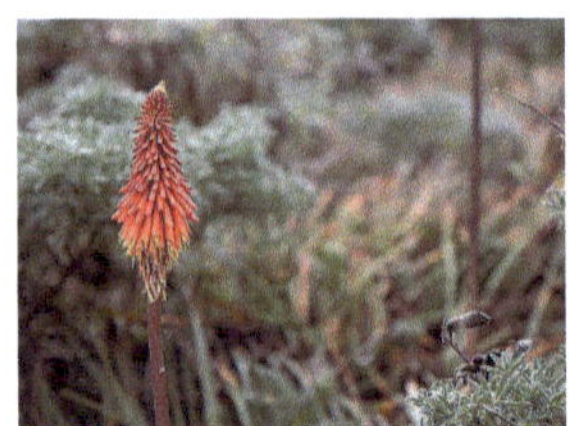

Aloe

Pixnio: CC0 Jon Sullivan

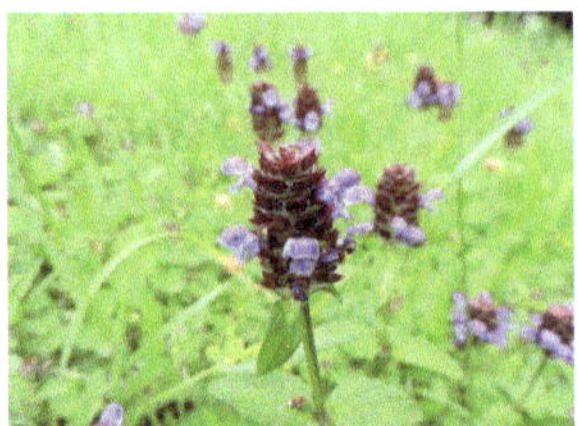

Braunelle = Self Heal

Pixabay: Roman Hörtner

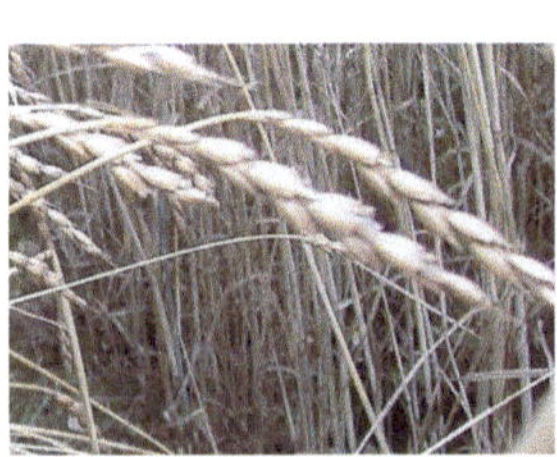

Dinkel

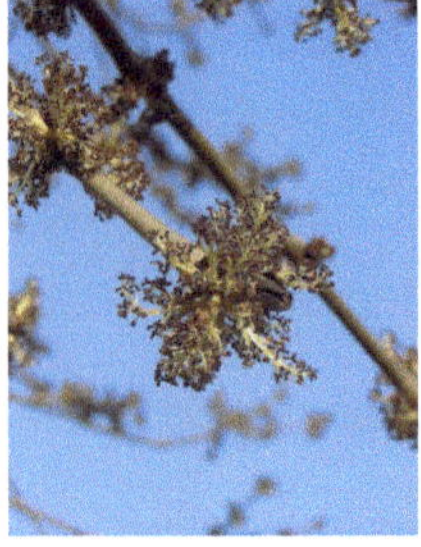

Esche

Donar Reiskoffer

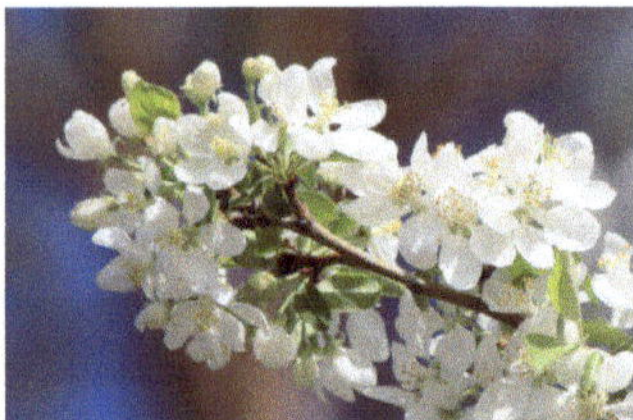

Holzapfel = Crab Apple

photos-public-domain
Courtesy

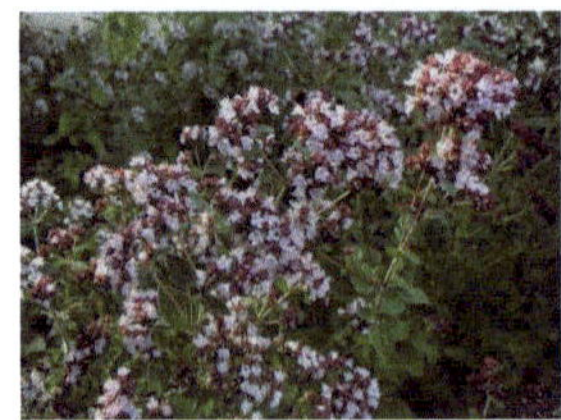

Oreganum / Dost

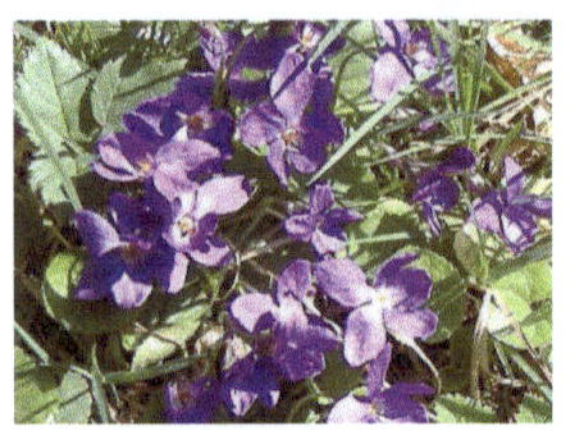

Veilchen

Die Botschaft der Pflanzen

Aloe
Ich lerne auf die Stimme meines Herzens zu hören, kann die Grenzen des Möglichen besser akzeptieren und finde zu innerer Ruhe. Meine Lebensenergie wird wiederhergestellt.

Braunelle = Self Heal
Mein "innerer Arzt" hilft mir, gesund zu werden. Ich befreie mich von alten emotionalen Mustern und kann einen neuen Anfang machen.

Dinkel
Ich nehme mir genügend Zeit für mich selbst, lerne mich und meine Bedürfnisse besser kennen und gebe mir, was ich wirklich brauche.

Esche
Tapfer und gelassen treffe ich gerechte Entscheidungen. So schaffe ich tragfähige, verlässliche Beziehungen auf Augenhöhe.

Holzapfel = Crab Apple (Bachblüte Nr. 10)
Körperliche Vorgänge und Veränderungen, besonders auch meine Sexualität, sind eine wunderbare Möglichkeit, mich mit meinen erdhaften, gesunden Anteilen zu verbinden.

Oreganum = Wilder Majoran = Dost
Endlich kann ich mich meinen Eltern, der Natur und meiner Umwelt zugehörig fühlen. Inmitten einer verlässlichen Ordnung bin ich stark und tapfer genug, um für mich und die gerechte Sache einzutreten.

Veilchen
Ich entwickle innere Stärke, kann Nähe zulassen und zeige meine Gefühle auch anderen. Ich helfe mit, eine gerechte Welt zu schaffen.

<u>Mudjekeewis</u>

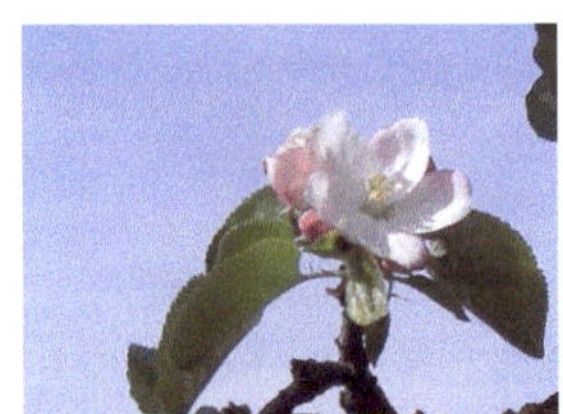

Apfel

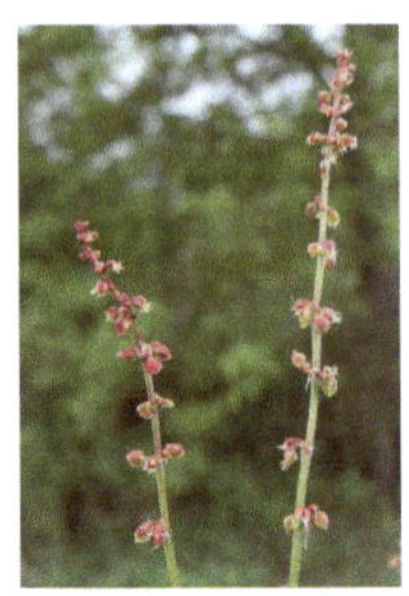

Sauerampfer
Public Domain: Leo Michels

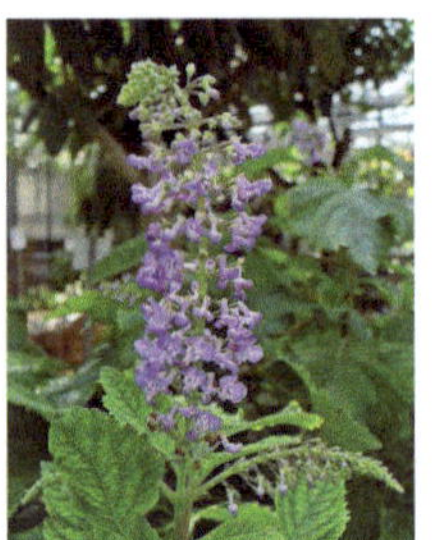

Weihrauch
CC-BY-SA-3.0 H. Zell

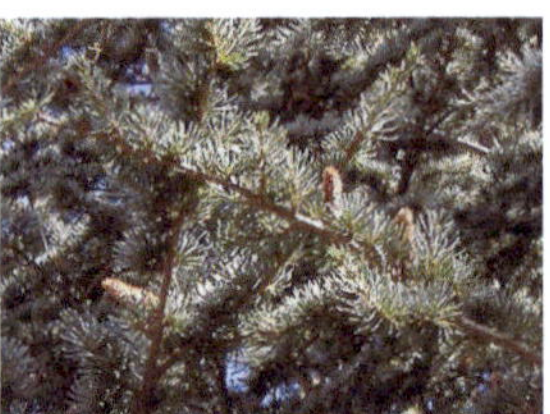

Zeder

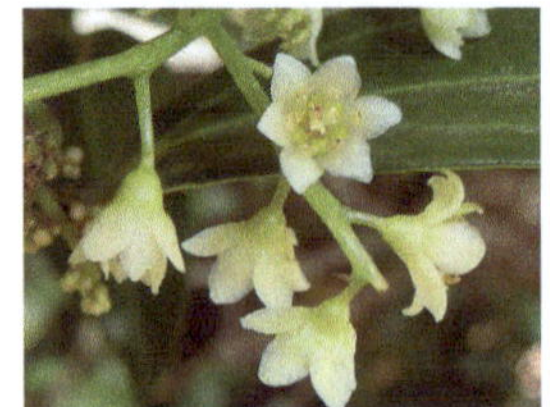

Zimt
CC-BY-SA-3.0 Unported JMK

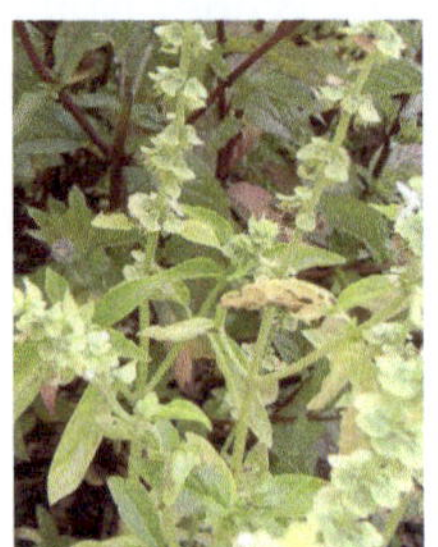

Zitronenmelisse

Die Botschaft der Pflanzen

Apfel

*Ich entdecke meine eigenen Quellen der Kraft und Kreativität.
Optimistisch, belastbar und zupackend finde ich Freude am Leben.*

Sauerampfer

Ich öffne mich meiner Spiritualität. So kann ich meinen eigenen Charakter und meine ureigenen Fähigkeiten entfalten und zum Ausdruck bringen. Ich erhalte die Kraft, erfahrene Ungerechtigkeiten loszulassen und mich aus Verstrickungen zu lösen.

Weihrauch

Ich finde Zugang zur Höheren Macht und kann mein individuelles Selbst aufgeben, um mein wahres Wesen sichtbar werden zu lassen.

Zeder

Tief in mir ist die Quelle meiner Kraft. Hier finde ich die Ruhe und Beständigkeit, um meine Ängste zu überwinden und Liebe strömen zu lassen. Spirituell geschützt erkenne ich die positiven Lösungen.

Zimt

Ich fühle mich geschützt und geborgen. So öffne ich mich vertrauensvoll dem Licht.

Zitronenmelisse

*Sanft und stark getragen kann ich aus eigener Kraft heraus genesen.
Ich übernehme Verantwortung für die Erde und alle ihre Bewohner.
Mutig und kompetent vermag ich den Sinn meines Lebens zu erfüllen.*

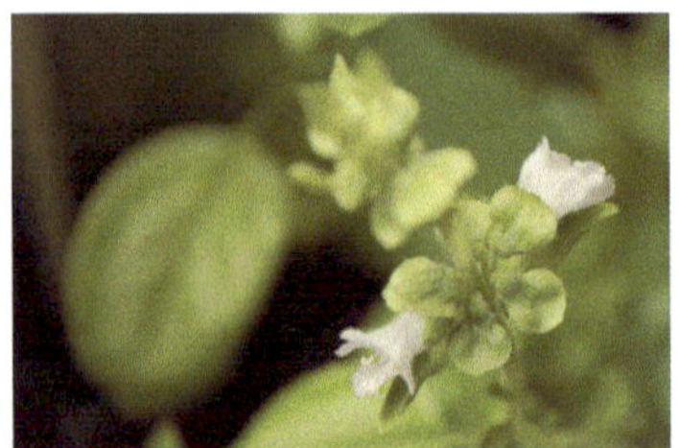

Basilikum

Pixabay: awohlfeld

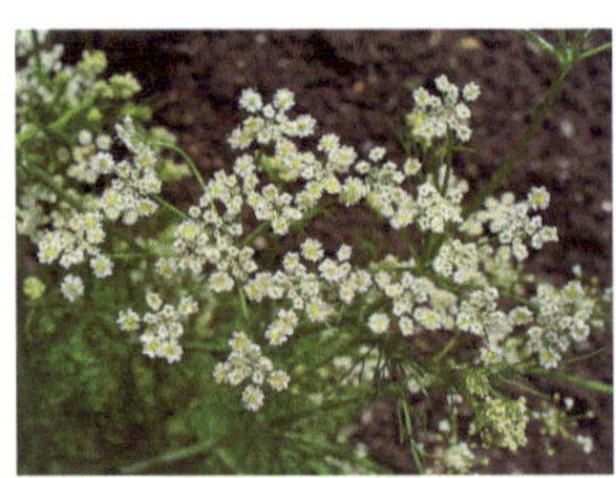

Kümmel

CC-BY-SA-3.0 H. Zell

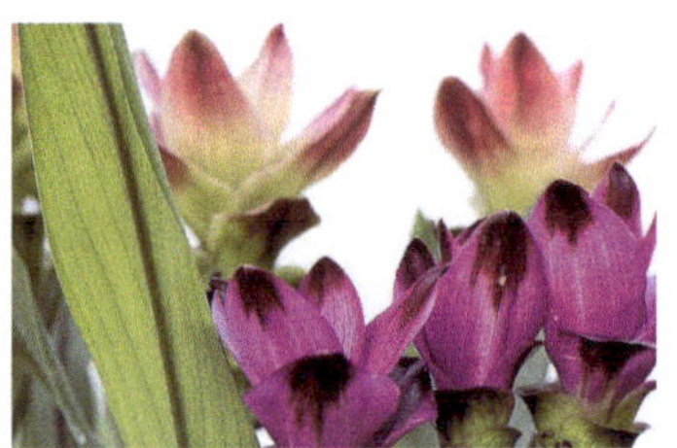

Kurkuma

Pixabay: stanbalik

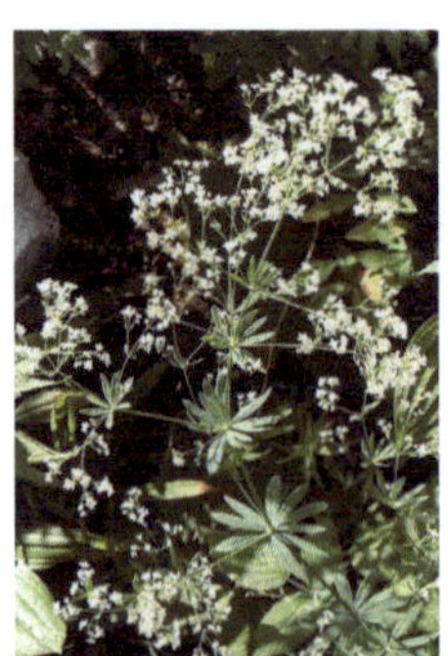

Labkraut

Gemeinfrei

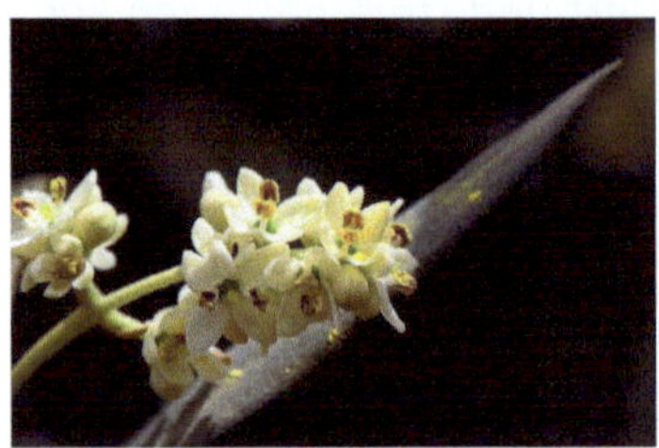

Olive

Pixabay: Ulrike Leone

<u>Die Botschaft der Pflanzen</u>

Basilikum = Basil

Ich finde die Mitte zwischen den Polaritäten. Körper und Seele gehen Hand in Hand mit meiner geistigen Entwicklung. Ich nehme meine sexuelle Energie dankbar an.

Kümmel

Wenn ich lerne, mich selbst anzunehmen und zu akzeptieren, erhalte ich zunehmend die Kraft, schädliche Verhaltensweisen zu verändern oder loszulassen.

Kurkuma

Wenn ich anders, d. h. ausgeglichen denken lerne und immer mehr auf das GUTE vertraue, sehe ich erstaunt, wie sich mein Leben auch im Äußeren zum Besseren wandelt.

Labkraut

Ich finde in mir echter Freude, Klarheit, Stärke und Zielstrebigkeit. Dadurch fühle ich mich gereinigt und erhalte Lichtenergie geschenkt. Heftige Gefühle werden gelindert. Ich kann schmerzhafte Erfahrungen vergeben und loslassen.

Olive (Bachblüte Nr. 23)

Ich lerne auf die eigenen Bedürfnisse zu achten und erhalte Kraft in schwierigen Lebenssituationen. Was ich im Guten und Bösen durchlebt habe, führt mich zu innerem Gleichgewicht und zeigt mir aus höherer Sicht, welchen Platz ich einnehmen darf.

<u>Zweiter Schritt des Westens: Einsicht</u>

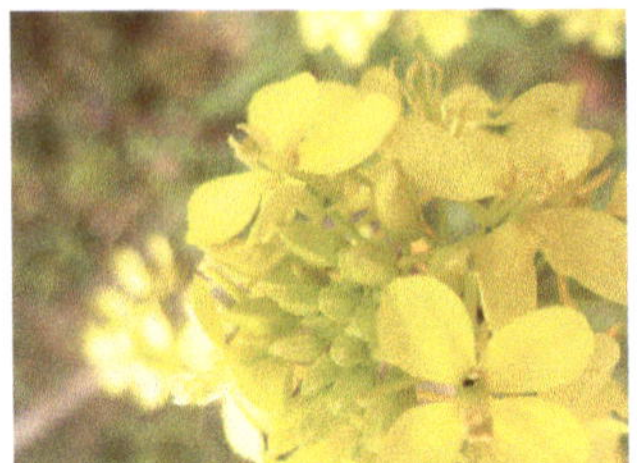

Ackersenf = Mustard
Public Domain CC0

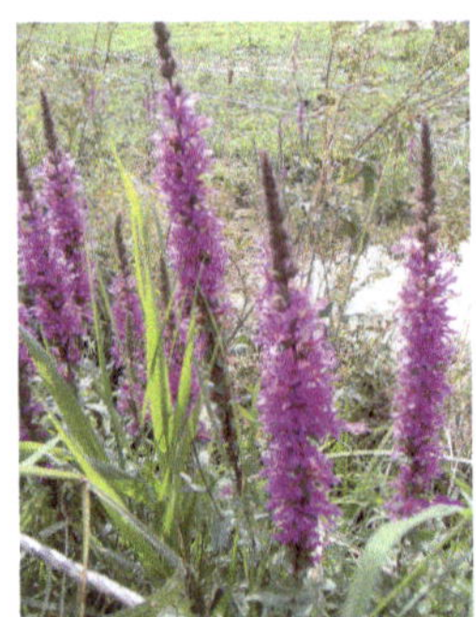

Blutweiderich

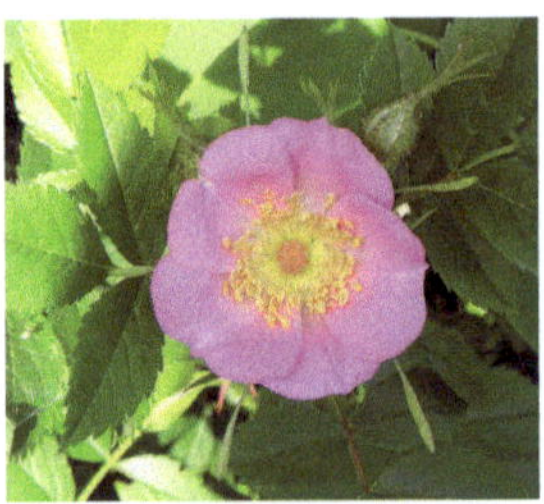

Essigrose

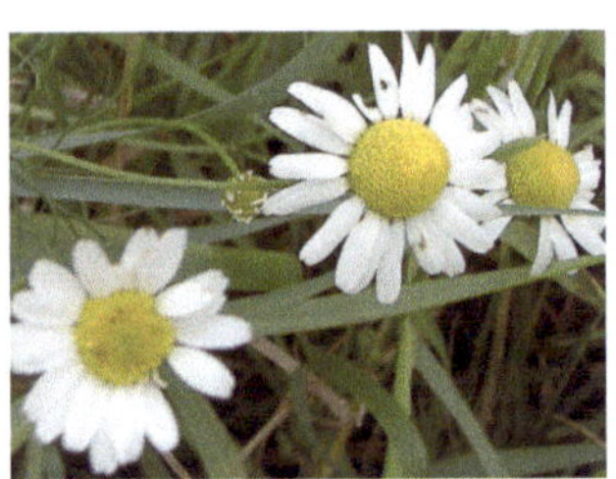

Kamille

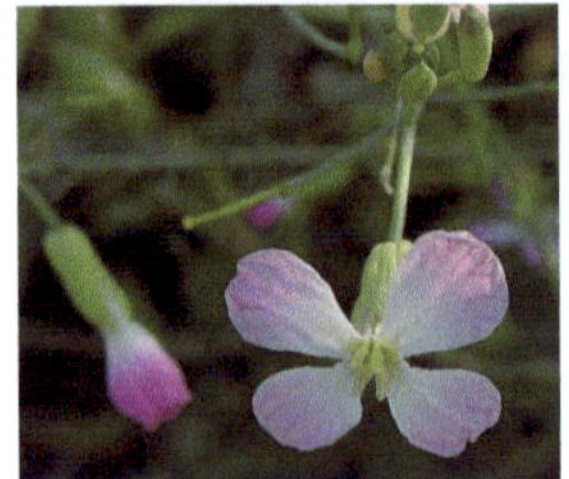

Rettich
Public Domain: Leo Michels

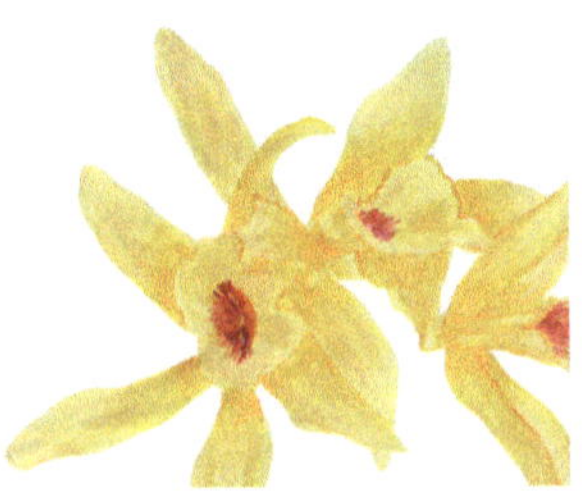

Vanille
Pixabay: ArtRose

Die Botschaft der Pflanzen

Ackersenf = Mustard (Bachblüte Nr. 21)
Ich höre den Ruf meiner Seele und öffne mich dem Licht.
Freude und Klarheit durchdringen mein innerstes Sein.

Blutweiderich
Indem ich mir bewusst mache, dass aus jedem Verlust etwas Gutes
erwachsen kann, begegne ich allen Veränderungen entspannter.

Essigrose
Endlich kann ich Unversöhnlichkeit und Kummer hinter mir lassen.
Ich wage, liebevoll auf Menschen zuzugehen, die mir mein eigenes
Unvermögen spiegeln.

Kamille
Ich habe den Ort gefunden, wo meine körperlichen und seelischen Ver-
letzungen ausheilen können. Tief in mir begegne ich einer höheren,
göttlichen Macht, die mich lehrt, alles zu akzeptieren, was geschehen
ist. So erhalte ich Zugang zur universellen Wahrheit.

Rettich
Ich erhalte den Mut, mich meinem Verlust und meiner Trauer ehrlich zu
stellen, und die nötige Seelenkraft, um den Schmerz zu verarbeiten.

Vanille
Ich lerne das Leben zu genießen, wie es eben ist, auch mit seinen Wid-
rigkeiten. Die gewonnene Festigkeit schenkt mir die Kraft, mich und die
anderen zu achten.

Dritter Schritt des Westens: Stärke

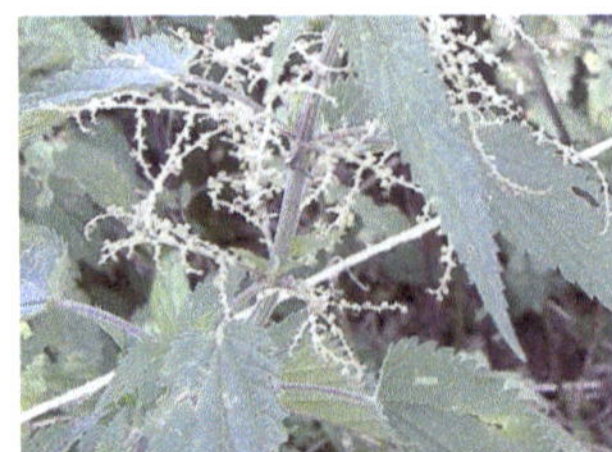

Brennnessel

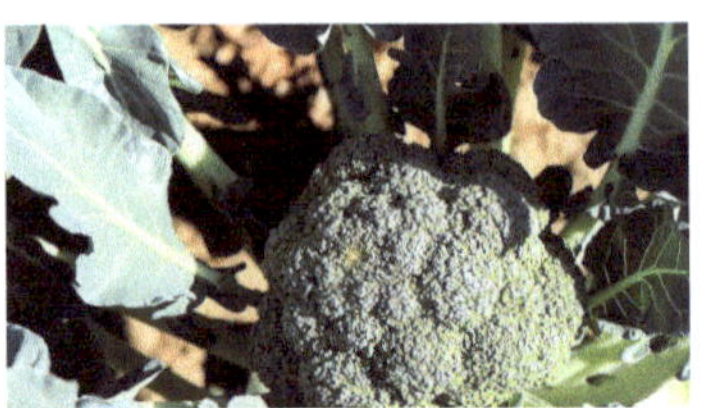

Broccoli / Brokkoli
Pixabay: Yung-pin Pao

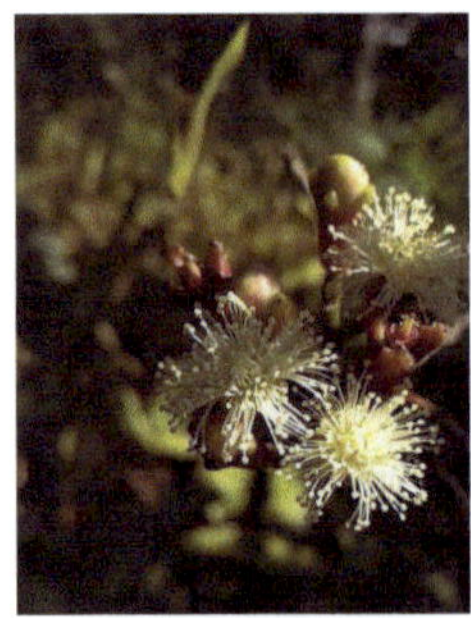

Gewürznelke
CC-BY-SA-4.0 Bayu Nugroho

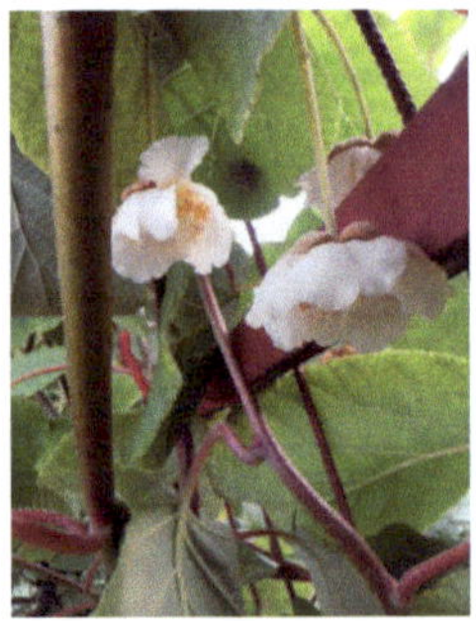

Kiwi
Pixnio: CC0 Bicanski

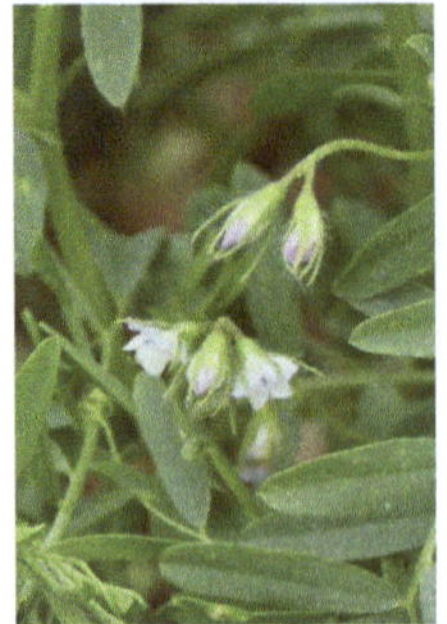

Linse
CC-BY-SA-3.0 Nonemac

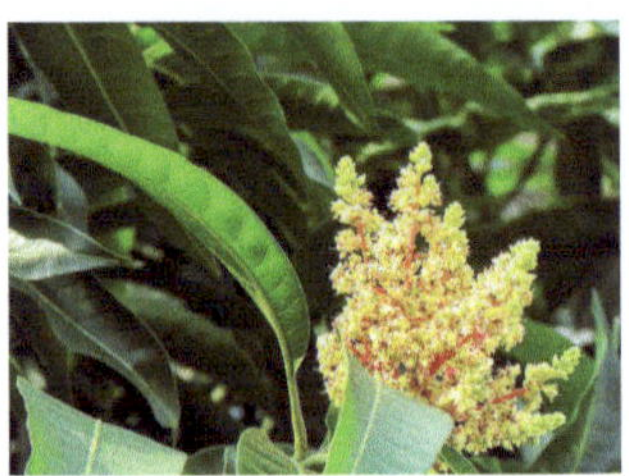

Mango
Pixabay: Guddanti

Die Botschaft der Pflanzen

Brennnessel

Ich finde die Kraft, mich an neue Situationen anzupassen und meine persönlichen Bedürfnisse anzumelden, ohne andere zu verletzen. Mutig übernehme ich Verantwortung und gebe mich dem Fluss der göttlichen Energien hin. So erlebe ich friedvolle Gemeinschaft mit allem Sein.

Broccoli

Ich erhalte die innere Kraft, eine Trennungs- / Scheidungssituation besser zu verarbeiten. Ich fühle mich nun ebenbürtig. Die Machtverhältnisse sind wieder ausgeglichen

Gewürznelke

Ich entfalte mich innerhalb der Gemeinschaft. Dabei übe ich geduldig zu werden und die nötige Entspannung in mir selbst zu finden.

Kiwi

Ich lerne ganz in meiner Mitte zu sein. Daraus schöpfe ich die nötige Kraft, um in Leichtigkeit für mich und andere besondere Herausforderungen zu meistern.

Linse

Die lebendige Gemeinschaft nährt uns und macht uns stark. Unsere Seelen erhalten die Erlaubnis, einen GUTEN Umschwung zu erwirken.

Mango

Ich lerne, mich den anderen Menschen ganz uneigennützig und von inniger Liebe erfüllt zu nähern. So werde ich mir meiner selbst bewusst und kann meine Spiritualität in vollkommener Augenhöhe mit ALLEN Menschen entfalten.

<u>Rabe: 23. September bis 23. Oktober</u>

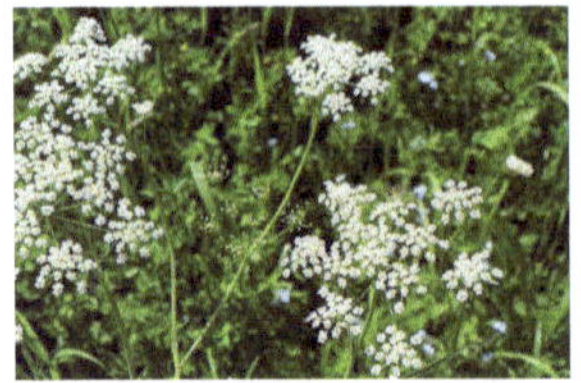

Bibernelle
Pixabay: fotosforyou

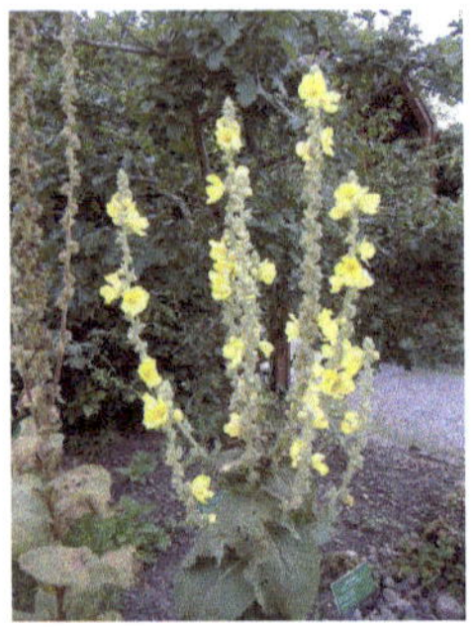

Königskerze

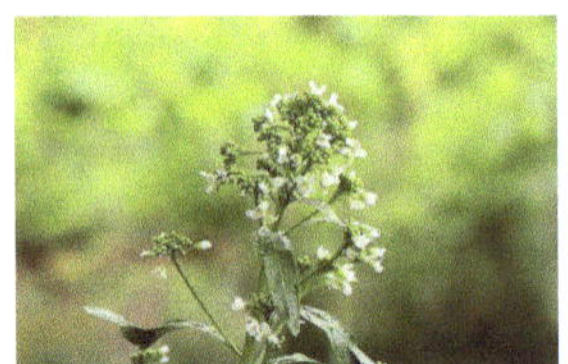

Meerrettich
Pixabay: Alicja

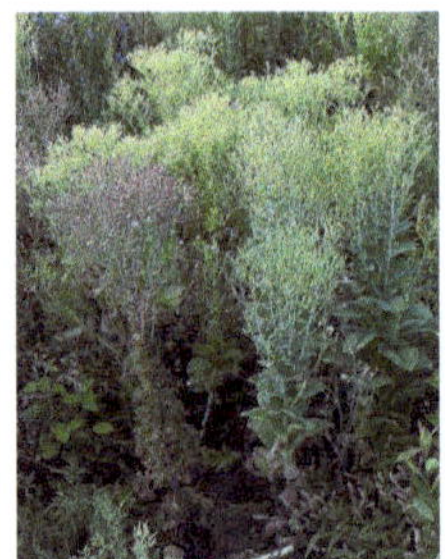

Salat/Kopfsalat
Public Domain: Leo Michels

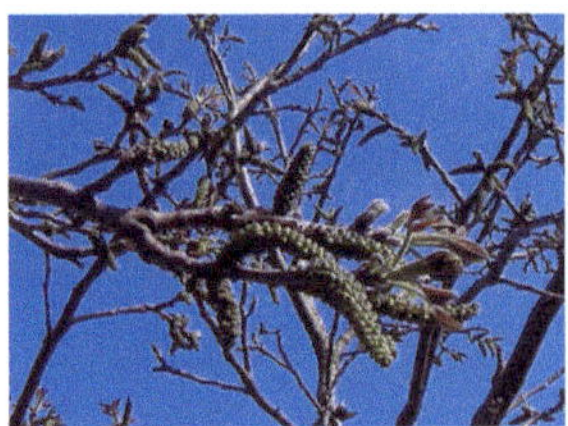

Walnuss = Walnut

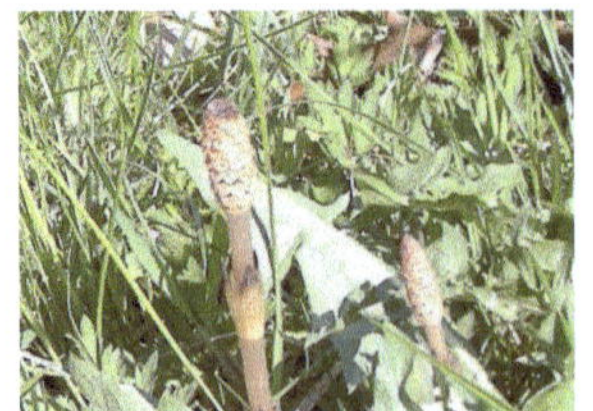

Zinnkraut/Ackerschachtelhalm

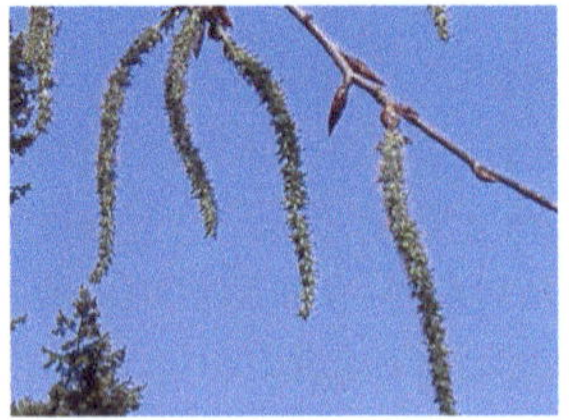

Zitterpappel = Aspen

Die Botschaft der Pflanzen

Bibernelle

Alte Strukturen werden aufgebrochen. Ich löse mich von alten Mustern, schließe überholte Prozesse ab und fühle mich im Gleichgewicht.

Königskerze = Mullein

Ich nehme mein Schicksal selbst in die Hand. So lösen sich innere Widersprüche auf und ich finde in ein heilsames Gleichgewicht.

Meerrettich

Indem ich mich mit meiner inneren Kraftquelle verbinde, kann ich schmerzlich erlittene Erfahrungen akzeptieren und mir eine neue, positive Gegenwart erschaffen.

Salat / Kopfsalat

Auch in den Stürmen des Lebens finde ich zu tiefer innerer Ruhe. Nichts erschüttert mich. Aus dieser Klarheit heraus kann meine Kreativität frei fließen.

Walnuss = Walnut (Bachblüte Nr. 33)

Geschützt vor starken Einflüssen und unabhängig von anderen kann ich beherzt neue Schritte tun. Da ich mich gefühlsmäßig mehr ablöse, gewinne ich innerlich an Festigkeit.

Zinnkraut = Ackerschachtelhalm

Ich erfahre die Verbindung meiner linken und rechten Gehirnhälfte. Die unbewussten, bewussten und überbewussten Teile meines Selbst können sich verbinden.

Zitterpappel = Aspen (Bachblüte Nr. 2)

Ich entwickle erhöhte Wahrnehmungsfähigkeit und Intuition, überwinde meine Ängste und gewinne Vertrauen in das Leben und in Gott. Sanft und aufrichtig lerne ich der Erde und ihren Kindern zu dienen.

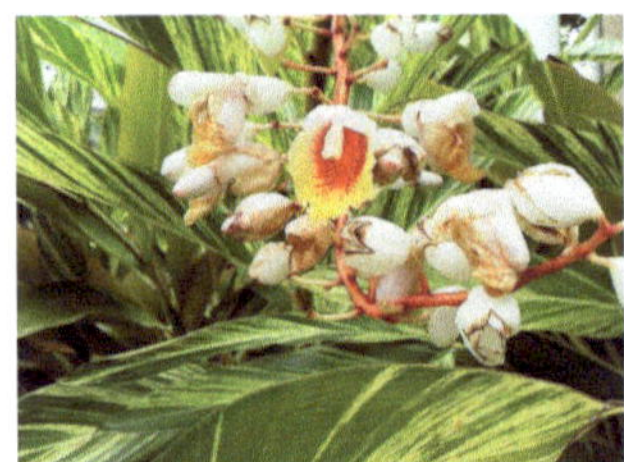

Ingwer

Pixabay: Machinationsindustries

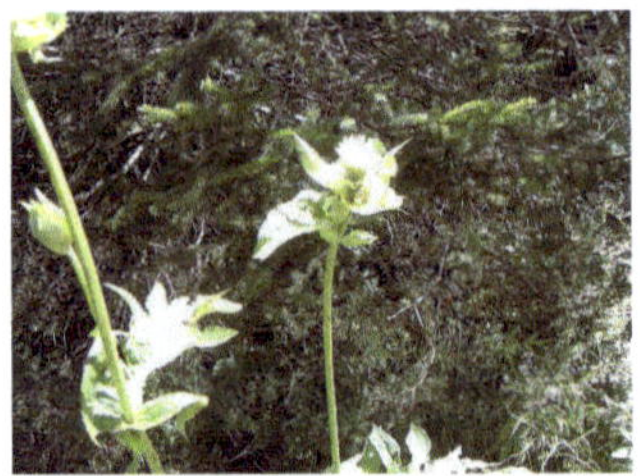

Kohldistel

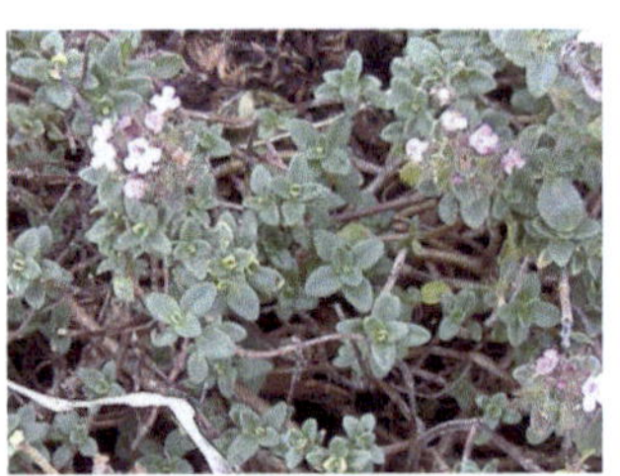

Majoran

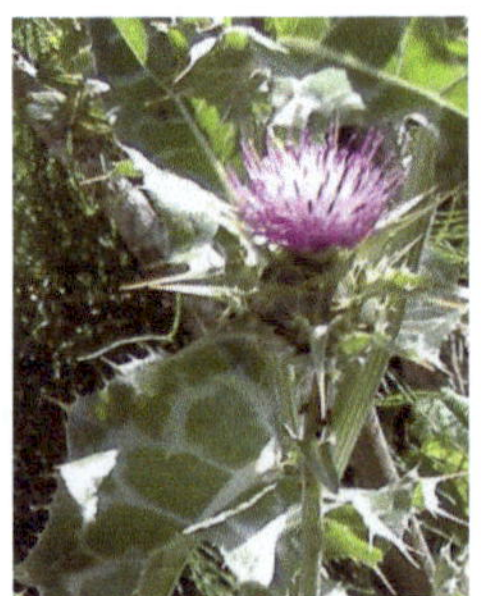

Mariendistel

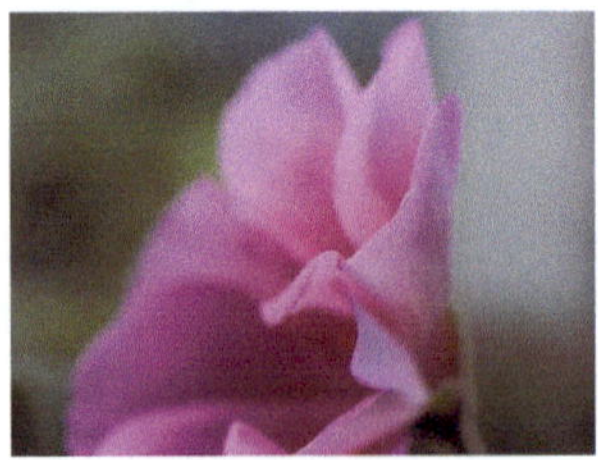

Muskatnuss

Pixabay: Miroslav Sárkozy

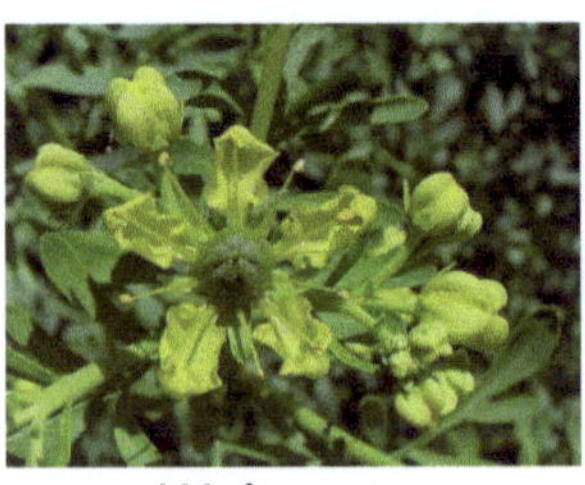

Weinraute

Public Domain: Leo Michels

Die Botschaft der Pflanzen

Ingwer

Wenn ich all das bisher Erlebte mit neuen Augen betrachte, stelle ich erstaunt fest, dass sich Gegensätze auflösen und sich selbst schmerzliche Erfahrungen GUT und richtig anfühlen. Jetzt habe ich den Mut, etwas Neues anzupacken.

Kohldistel

Trotz meiner Feinfühligkeit fühle mich gut geschützt und so sicher, dass ich mich meinen Mitmenschen zeigen kann, wie ich wirklich bin.

Majoran

Auch in dunklen Stunden weiß ich, dass mein Weg mich wieder ins Licht führt. Mein Vertrauen gibt mir Halt.

Mariendistel

Ich werde mir bewusst, welchen Sinn meine eigene Existenz hat und festige sie. Ich finde Zugang zu meiner eigenen inneren Stärke.

Muskatnuss

Ich erkenne meine verborgenen Wünsche und lerne, sie frei zu äußern. So lösen sich viele Gegensätze auf, die mich bisher von anderen Menschen getrennt haben und ich erfahre eine neue, liebevolle Nähe.

Weinraute

Ich fühle mich spirituell und psychisch geschützt. Dadurch gewinne ich die Stärke, aus dem Gefühl heraus zu handeln. Ich kann die Dinge lockerer nehmen und tiefliegende Ängste oder Probleme besser bewältigen.

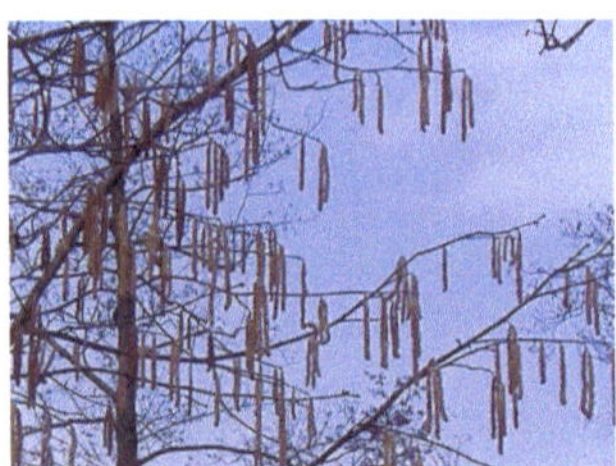

Haselnuss

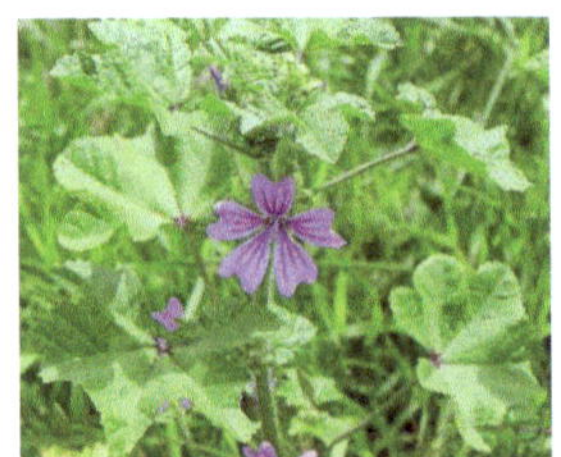

Käsepappel / Wegmalve
Public Domain: Leo Michels

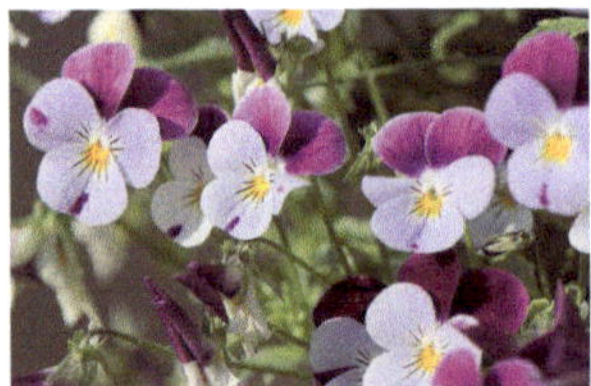

Stiefmütterchen
Pixabay: Manfred Richter

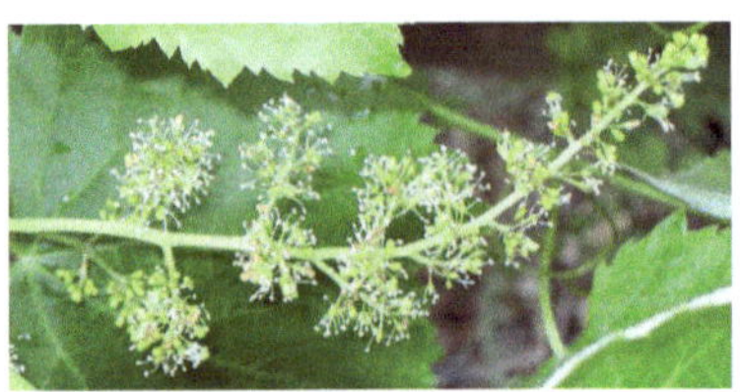

Weinrebe = Vine
CC-BY-SA-3.0 Mussklprozz

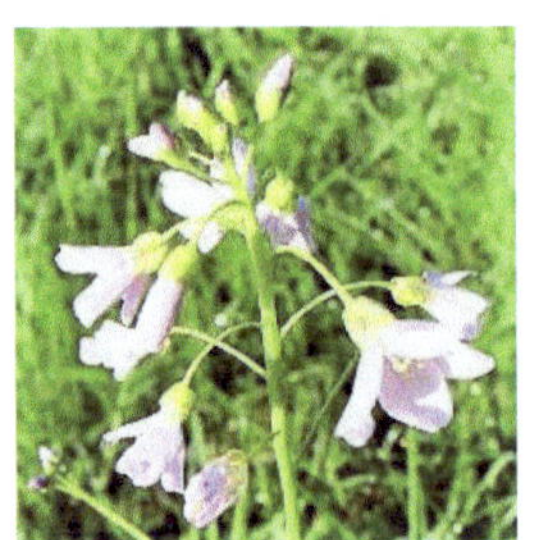

Wiesenschaumkraut
Public Domain: Leo Michels

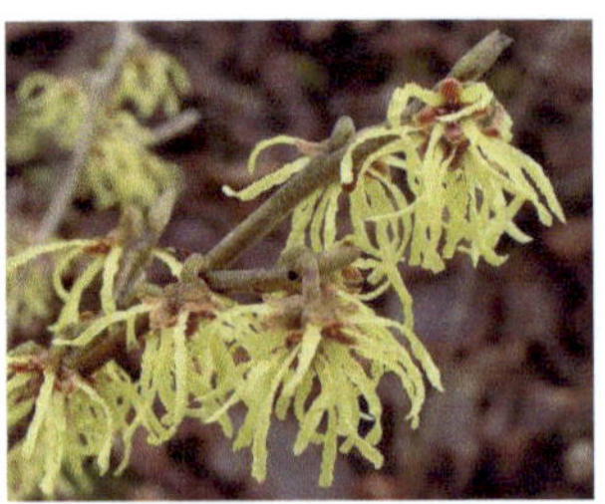

Zaubernuss
Public Domain: Leo Michels

Die Botschaft der Pflanzen

Haselnuss

Indem ich die belastende Vergangenheit hinter mir lasse, kann ich mich am gegenwärtigen Augenblick erfreuen. Aufrecht und furchtlos übernehme ich Verantwortung. Ich öffne mich für meine spirituelle Entwicklung und gehe jetzt einen neuen Weg.

Käsepappel = Wegmalve = Malve Zebrina

Indem ich Körper, Geist und Seele tatsächlich als Einheit erfahre, erkenne ich meine wahre Bestimmung und erlebe mich göttlich geführt.

Stiefmütterchen

Ich beobachte in mir, wie meine Aufnahmefähigkeit und Sensibilität wachsen. Dadurch erhalte ich Kontakt zu höheren Energien, werde mir der göttlichen Liebe bewusst und kann Lebensenergie ausstrahlen.

Weinrebe / Weintraube / Wein = Vine (Bachblüte Nr. 32)

Ich übe mich in einem friedlichen, harmonischen Zusammenleben. Hingebungsvoll und mitfühlend setze ich meine Kräfte zum Wohle der anderen ein und lerne fremde Bedürfnisse besser zu berücksichtigen.

Wiesenschaumkraut

Indem ich Kontakt zu meinen Ahnen, zu meiner eigenen Geschichte und meinen Wurzeln finde, erkenne ich, was ich will und was mir guttut. Jetzt lebe ich im Einklang mit der Natur und in meinem natürlichen Rhythmus.

Zaubernuss

Ich mache mich frei von fremden und eigenen Erwartungen. Nach großer Anstrengung erfahre ich in mir ungeahnte Ruhe und eine neue Leichtigkeit des Seins. Endlich habe ich den Mut und die Kraft, meine Lebensträume zu verwirklichen.

Hilfe für den Körper

Abkürzungen:
BB=Bach-Blüten; BE=Blütenessenzen; IH = Quellenangabe von Inhalts-
stoffen/weiterführende Hinweise im Internet; LV = Literaturverzeichnis
Die Zahlen in der Kopfleiste geben die empfohlenen Erntezeiten an

Wichtige Hinweise

Bitte beachtet, dass für medizinische Belange nur Ärzte und Heilprakti-
ker zuständig sein dürfen. Hinterfragt also die gemachten Vorschläge,
lasst gesundheitliche Probleme medizinisch abklären und probiert nur
Dinge aus, bei denen Ihr euch ganz sicher seid!
Die Pflanzen müssen klar erkannt sein, um Verwechslungen auszu-
schließen! Erntet bitte nur kleine Mengen, keine geschützten Pflanzen
in der freien Natur, und nur auf sauberen, unbehandelten Flächen!
Viele angegebene Pflanzen sind in Apotheken als Tee oder in Salben-
zubereitung erhältlich.

Wie finden wir die momentan stimmigen Pflanzen?

Wenn wir Hilfe für unseren Körper brauchen, begegnet uns das Richtige wie von selbst. Oft wächst es direkt vor der eigenen Haustüre, oder
wir erhalten die passende Information durch einen dieser seltsamen
„Zufälle", die Ihr alle zur Genüge kennt.
 Horcht einfach auf eure Intuition!

Egal, ob Ihr nun selber erntet oder die Tees doch lieber in der Apothe-
ke holt: Nehmt zuallererst mit der ausgewählten Pflanze einen dank-
baren Kontakt auf, um die heilsame Schwingung zu spüren, die Euch
mit der Natur verbindet! Schließlich seid Ihr auf dem Weg zu ganzheit-
lichem Wohlbefinden!!
Bei Duftölen und Salben tastet ihr euch ebenfalls vorsichtig heran.
Manches, was GUT riecht, hat extreme Auswirkungen auf unseren
Körper. Das ist individuell sehr unterschiedlich.

<u>Zubereitungs- und Einnahmehinweise</u>

Wenn nicht anders angegeben, macht man einen <u>Aufguss</u>: Pro Tasse Tee nimmt man einen gestrichenen bis gehäuften Teelöffel Kraut und übergießt mit kochendem Wasser. Das Ganze 10 Minuten ziehen lassen und abseihen. Eine übliche Menge wären 3 Tassen pro Tag, aber nie länger als einen Monat!!
Bei <u>Abkochungen</u> geben wir das Kraut ins kochende Wasser und lassen 10 Minuten kochen, dann abseihen.
Die genauen Grammangaben entstammen der **<u>Heilpflanzenenzyklopädie</u>** (s. Literaturhinweise „Die große Enzyklopädie …) und beziehen sich auf die frisch geerntete Pflanze. Somit entspricht 1g auf 100 ml in etwa einem Teelöffel getrocknetes Kraut auf 1/4l Wasser.
Bitte verwendet nur Pflanzen, die ihr kennt und bei denen ihr euch völlig sicher seid!!!

Die aufgeführten Krankheitsbilder werden in zahlreichen, teils schon sehr alten Büchern erwähnt. Sie sollen nur den Hinweis geben, dass also unter bestimmten Umständen mit den erwähnten Pflanzen ein Heilerfolg zu beobachten war. In unserer heutigen wissenschaftlich geprägten Welt wird so viel geforscht und in Frage gestellt, dass diese Empfehlungen rein theoretischer Art sind (!!!). Geht also verantwortungsbewusst mit allen aufgeführten Informationen um, vertraut euren Ärzten, hört auf die innere Stimme und sorgt GUT für euch!

Allein die Erkenntnis, dass andere Menschen schon einmal im Umgang mit dieser Pflanze genesen konnten, wird Dich das Bild der zugehörigen Blüte so offen betrachten lassen, dass die Energie direkt in Dein Herz fließen kann. Stell Dir vor, wie Du geheilt wirst, einfach durch Deine Bereitschaft, dem inneren Arzt in Dir die Führung zu überlassen.

Die Pflanzen: Inhaltsstoffe, Anwendungsbeispiele

Ackerkratzdistel BE: Froschklan S. 24 (IH de.wikipedia: Krautkind.de)
Inulin, Fructose, Eiweiß, Bitterstoffe, Kalzium, Kieselsäure, Flavonoide,
Cynarin, ätherische Öle
Volksheilkunde: Wurzeln, Blätter bei Störung der Nieren, Aphrodisia-
kum, Magensaftproduktion, Verdauung
Junge Stiele geschält roh oder gekocht (in Notzeiten!)

Ackersenf = BB Mustard: Einsicht S. 76 5-10
(IH MedLexi.de, Veganblatt.com)
Ätherische Öle, Senfölglykoside, Schleimstoffe
Traditionelle Kräutermedizin <u>Blätter</u> für Salat, Käse-u. Quarkspeisen:
Stoffwechsel, gesunde Verdauung; <u>Samen </u>zerstampft traditionell für
Haut-Umschläge zur Linderung von Halsschmerzen, rheumatischen
Beschwerden und Verspannungen

Ahorn BE, Ahornsirup: Shawnodese S. 58 (IH Arztsuche24.at)
Gerbstoffe, Flavonoide, Kalium, Kalzium, Magnesium, Mangan, Eisen
Volksheilkunde: <u>Blätter</u>: Fieber, Geschwüre und Prellungen, Insekten-
stiche (Blätter zerquetschen und auf den Stich legen), Schwellungen an
den Lidern und der Haut, schwere Beine und Wadenkrämpfe; Junge
Blätter im <u>Salat, Suppen</u>; <u>Ahornsirup </u>als Zuckerersatz

Algen: Froschklan S. 24 (IH Biomagazin.de)
Ballaststoffe, hochwertiges Eiweiß, wertvolle Omega-3-Fettsäuren,
Beta-Carotin, Vitamine B2, B12, C, D, E, K, Mineralstoffe Jod, Zink, Ei-
sen, Selen, Kalium, Kalzium, Polyphenole, Flavonoide
Vorsicht bei Überdosierung, Schilddrüsenüberfunktion

Aloe Vera BE: Braunbär S. 70 (IH aok.de/pk/magazin)
Vitamine, Mineralstoffe und Kohlenhydrate, Enzyme, Aminosäuren
und Fette

Volkswissen, Medizin der Mutter Erde: <u>Saft</u> der Stängel für die Wundheilung bei Hautverletzungen, auf den Schläfen gegen Kopfschmerzen, innerlich gegen Husten, Verstopfung, Gelenkschmerzen

Amaranth = BE Fuchsschwanz: Waboose S. 30
(IH zentrum-der-gesundheit.de)
Wertvolles Pseudogetreide: Ballaststoffe, Omega 3- Fettsäure, Linolsäure, Lecithin, alle essentiellen Aminosäuren, Lecithin
Suppe, Bratlinge, als Beilage zu Gemüse

Ananas BE: Donnervogelklan S. 26
(IH zentrum-der-gesundheit.de; LV Frohn B. u.a.)
Kalzium, Phosphor, Eisen, Kalium, Vitamin C, Karotin, Bromelain
Verdauungsregulierend, entzündungshemmend, stimmungsaufhellend
<u>Saft</u>: Fieber, Nierenbeschwerden, Verdauung / Menstruation anregend

Anis: Hirsch S. 56 9 -10 (LV Kreuter)
ätherische Öle (v.a. Anethol), Cumarine, Kampfer, Vitamin C, Harz
Ayurveda <u>Samen</u> <u>Tee</u> (1TL auf 1/4l): (plus Fenchel + Kümmel): Husten, krampflösend, Magenkrämpfe, Blähungen, Nervosität, Schlaflosigkeit

Apfel BE: Mudjekeewis S. 72 (LH gesundheit.gv.at; zentrum-der-gesundheit.de)
Pektine, Ballaststoffe, Kalium, Kalzium, Magnesium, Eisen, Vitamine A, B1, B2, Niacin, B6, C, E, Folsäure
Allgemein vorbeugend, Darmsanierung; <u>Tee aus Schalen</u>: entgiftend

Aprikose BE: Biber S. 54 (IH apotheken-umschau.de)
Betacarotin, Vitamin B1, B2, C, Kalium, Kalzium, Phosphor, Salizylsäure
Kräftigung von Haaren und Nägeln, antibakterielle Wirkung

Arnika BE: Donnervogelklan S.26
(IH kneipp.com/de/kneipp-wissen/pflanzenlexikon)
Flavonoide, ätherisches Öl, Cumarine, Kaffeesäurederivate
Heilpflanze d. J. 2001: <u>Blüten</u> und <u>Wurzeln</u> als Kompressen, Auflagen,

Tee, Umschläge, Dampfbäder: Rheuma, Schürfwunden, Quetschungen, Verrenkungen, Schwellungen, Verstauchungen, Zerrungen

Augentrost BE: Vertrauen S. 62 7 - 9
(IH apotheken.de/alternativmedizin/heilpflanzen; LV Lipp)
Iridoide, u.a. Aucubin, Flavonoide und Gerbstoffe
Heilkraut: <u>Tee</u> (2 - 3 TL auf 1/4l, 25 Min. ziehen lassen): Erkältungsbeschwerden, mit roten Augen u.Tränenbildung; <u>Tee</u> (nach dem Abseihen + 1/2 TL Salz): Gerstenkorn, Bindehautentzündung, nervöses Augenzwinkern, Augenspülung bei Verätzung, Auswaschen u. Auflegen bei akutem Heuschnupfen; <u>Abkochung</u>: Gurgeln, Mundspülung, Kompressen

Avocado BE: Klarheit S. 46
(IH de.wikipedia.org; LV Frohn B. u.a. Medizin der Mutter Erde)
Vitamin E, Kalzium, Vitamin K, Folsäure, Vitamin C, Vitamin B5 und Vitamin B6, ungesättigte Fettsäuren und Ballaststoffe
Nahrungsmittel, Volksheilkunde: Durchfall, Menstruationsbeschwerden, Avocadobrei als Hautcreme und Hautsalbe

Bärlauch BE: Puma S. 42 3 - 5 (IH geo.de/wissen/ernaehrung)
Vitamin C, A, E, Niacin, Kalium, Magnesium, Eisen, Kalzium
Heilpflanze: blutreinigend, blutdruckausgleichend, verdauungsfördernd, entschlackend, reinigt Magen, Leber, Galle, Darm u. Niere, entwässernd, Prostatabeschwerden. Vorsicht: Verwechslungsgefahr!

Baldrian BE: Reinigung S. 32 Wurzel 9 - 10 (LV Lipp; Kreuter)
Ätherische Öle, Alkaloide, Gerbstoffe
Heilpflanze: nervöse Magen- u. Darmbeschwerden, Schlaflosigkeit, Erschöpfung u. Überarbeitung, Angstzustände, muskelentspannend

Banane BE: Shawnodese S. 58 (IH zentrum-der-gesundheit.de)
Kalium, Magnesium, Vitamin B6, Tryptophan, Pektin, Präbiotika
Nahrhaft, verdauungsanregend, Nervennahrung, stimmungsaufhellend

Basilikum = BE Basil: Erfahrung S. 74 7 - 9 (LV Kreuter)
Flavonoide, Gerbstoffe, Vitamine A, C, D, B-Vitamine, Kalium, Magnesium, Kalzium
Ayurveda, Volksmedizin: <u>Tee</u> (2 TL Blätter getr. auf 1/4 l): Appetit, Verdauung; <u>Tee (frische Blätter)</u>: Magenbeschwerden, chronischer Magenkatarrh, Blähungen, Verstopfung, Husten, Gurgeln; <u>Kompresse</u> bei Verletzungen

Beifuß BE: Mond S. 20 Blätter 7 - 9, Wurzel 11 Geringe Dosis u. kurze Anwendungsdauer!! ((LH kostbarenatur.net; LV Kreuter)
Cineol, Bitterstoffe, Inulin, Gerbstoffe
Volksmedizin: <u>Tee</u> Blätter (Aufguss 1 TL auf 1 Tasse tgl.): Magen, chronische Müdigkeit, Nervosität, Schlaflosigkeit, Frauenleiden, Geburt; <u>Kompressen,</u> Umschläge bei Ekzemen; <u>Bad,</u> Fußbad, Schlafkissen; <u>Räuchermischungen</u>

Beinwell BE: Wachstum S. 60 7-8 Anwendung max. 4 - 6 Wochen
(IH de.wikipedia.org/wiki; (LV Kreuter)
Allantoin, Schleimstoffe, Gerbstoffe, Asparagin, ätherisches Öl, Flavanoide, Harz- u. Kieselsäure
H. v. Bingen, Volksmedizin: <u>Äußerlich</u> (10g auf 100 ml): Gurgeln; <u>Kompressen, Waschungen</u>: bei Entzündungen, leichten Verbrennungen, Ekzemen, Juckreiz, krampfartigen Geschwüren, Prellungen, Reizung der Brustwarzen bei stillenden Frauen; <u>Salat, Spinat</u>

Bibernelle BE: Rabe S.80 Pimpinella saxifraga
(IH apotheken.de/alternativmedizin)
Volksmedizin: <u>Wurzel</u> (Vorsicht vor Überdosierung) <u>Tee</u>: Schleimlösend bei Husten, Magenbeschwerden, Blähungen, Durchfall;
<u>Tee</u> zum Gurgeln: Entzündung im Mund- u. Rachenraum; <u>Tinktur, Salbe</u>: schlecht heilende Wunden

Birke BE: Schneegans S. 38 4 - 6 (IH gesundheitszentrum-kleis.de; LV Lipp)
Blätter: ätherische Öle, Flavanoide, Gerbstoffe, Saponine, Vitamin C
Volksmedizin: <u>Tee</u> (1 EL auf 1/4l =3g frisch auf 100ml, nicht direkt vor

oder nach Mahlzeiten, 2 x tägl.): harntreibend, ausscheidend, ausschwemmend bei Arthritis, Rheuma, Blasen- u. Nierensteine, Hauterkrankungen; senkt Cholesteringehalt, Herz-u. Nerventee, Entschlackung, Entgiftung

Birne BE: Froschklan S. 24 (IH zentrum-der-gesundheit.de)
Eisen, Kalium, Kupfer, Jod, Magnesium, Phosphat, Zink, Ballaststoffe
Darmgesundheit, Schutz vor Harnsteinen

Blumenkohl BE: Wabun S. 44 (IH geo.de/wissen/ernaehrung)
Vitamin B1, B5, C, K, Kalium, Folsäure, Phosphor, Eisen, Flavanoide, Quercetin
Magen - Darmgesundheit

Blutweiderich BE: Einsicht S. 76 Blüte 6 – 8 (IH de.wikipedia.org/wiki)
Salicarin, Anthocyganine, Pectine, ätherisches Öl, u.a.
Volksmedizin: <u>Tee</u> (blühende Spross-Spitzen 3g frisch auf 100ml, 2-3 kl. Tassen tgl.): antimikrobielle Wirkung auf Krankheitskeime im Darmtrakt, blutstillend, mäßigend bei Menstruation; <u>Äußerlich</u>: Zahnfleischbluten, Mundgeschwüre, Halsschmerzen, Gurgeln, Hautrötung, Ekzeme, Juckreiz, Hämorrhoiden, Krampfadern

Bockshornklee: Sonne S. 18 (IH zentrum-der-gesundheit.de)
Viele ätherische Öle, Eisen, Natrium, Kalium
Ayurvedische und chinesische Medizin: Frische grüne <u>Blätter</u>, <u>Samen</u>, Küchengewürz: entzündungshemmend, antioxidativ, Förderung der Verdauung, Regulierung des Hormonhaushalts

Bohne BE: Erde S. 16 Hülsen 7 - 9 (IH pflanzenfreunde.com/heilpflanzen)
Kalzium, Magnesium, Eisen, Proteine, Aminosäuren, Allantoin
Volksmedizin <u>Getränk</u> (2g Hülsen auf 100ml, 2 kl. Tassen tgl): Arteriosklerose, Protein- u. Vitaminmangel, senkt Arteriendruck, Zuckergehalt u. Cholesteringehalt im Blut; gesundes <u>Gemüse, Salat</u>

Bohnenkraut BE: Donnervogelklan S. 26 ganzjährig
(IH kraeuter-buch.de; LV Kreuter)
Ätherische Öle, Gerbstoffe (Rosmarinsäure), Chlorogensäure, Kaffee-
säure, Flavonoide, Bitterstoffe
Volksmedizin <u>Tee</u> (2g auf 100 ml): Hirntätigkeit anregend, nimmt
Müdigkeit, krampflösend, Magenbeschwerden; <u>Äußerlich</u> Gurgeln,
Waschungen: (4g auf 100 ml): Geschwüre der Mundschleimhaut, Hals-
schmerzen, Hautreinigung; <u>Bad, Fußbad</u>: anregend, desoderierend

Borretsch BE Borage: Vertrauen S. 62 Blätter 4 - 6, Blüten 5 - 7
(IH pflanzenfreunde.com/heilpflanzen; LV Kreuter)
Schleimstoffe, Gerbsäure, Saponine, Kieselsäure, Mineralstoffe
<u>Salat</u> Beigabe (Nicht bei Schwangeren und Kleinkindern)
Volksmedizin: <u>Blätter Tee</u> (2g auf 100ml, möglichst warm, filtern!,
nicht direkt vor oder nach Mahlzeiten): Bronchialerkrankungen, Nie-
renerkrankungen, Rheuma; <u>Blüten Tee</u> (1,5g auf 100ml): Husten, harntreibend, reinigend

Braunelle = BE Self Heal: Braunbär S. 70 6 - 9
(IH phytodoc.de/heilpflanzen; pflanzenfreunde.com/heilpflanzen)
Gerbstoffe, Flavonoide, Triterpene, Ursolsäure, Saponine
Blume d. Jahres 2023, TCM, Volksmedizin <u>Tee</u> (1 TL pro Tasse, 2-3 Tassen tägl.): Blasenleiden; <u>äußerlich</u> (5g auf 100ml): Zahnfleischentzündung und Zahnfleischgeschwüre, Entzündung der Mund- u. Hals-
schleimhaut und im Intimbereich, Schnittwunden, kleine Blutungen

Brennnessel BE: Stärke S. 78 4 - 9
(IH Frohn: Medizin der Mutter Erde; LV Lipp; Kreuter)
Vitamin A u. C, Mineralsalze, Kalium, Kalzium, Kieselsäure (Weniger
günstig bei hohem Blutdruck!)
Heilpflanze <u>Salat</u>; <u>grünes Getränk</u>: ausschwemmend, entwässernd,
blutreinigend, harntreibend, Rheuma; <u>Tee</u> (5g auf 100ml, nur kurz
ziehen lassen): blutreinigend, niedriger Blutdruck, Beschwerden des
Verdauungstraktes, Durchfall, Dünndarmentzündung, harntreibend,

entwässernd, Nierengrieß, Bettnässen, Gicht, Rheuma, Arthritis, Ischias, Akne; <u>Samen </u>als Gewürz: gut für Haare, bei Haarausfall

Broccoli = Brokkoli BE: Stärke S. 78 (IH geo.de/wissen/ernaehrung)
Hoher Gehalt an Vitamin-A-Vorstufen, Vitamin C, Kalium, Kalzium,
Magnesium, Mangan, Kupfer, Eisen, Senföle
<u>Roh und gekocht</u>: Krebsprävention, Stärkung des Immunsystems und
verbesserte Verdauung

Brombeere = BE Blackberry: Hirsch S. 56 Blätter 6-10
(IH aok.de/pk/magazin)
organische Säuren, Flavone
Volksmedizin: <u>Tee</u> (1 EL auf 1/4 l): blutreinigend, entschlackend, entgiftend, Hämorrhoiden; Entzündung im Magen-Darmbereich (Tee etwas schwächer!); <u>Gurgeln, Kompressen</u> (5g auf 100ml Abkochung):
Zahnfleischentzündung, Hals, Mandelentzündung, Grippe, Schleimhäute auch im Intimbereich, Hämorrhoiden

Brunnenkresse: Reinigung S. 32 4-6 (IH aok.de/pk/magazin/ernaehrung)
Vitamine A, K, E, C, Magnesium, Eisen, Zink u.a.
Volksmedizin: <u>Tee:</u> obere Atemwege, auswurffördernd, herzstärkend,
Alterserscheinungen, Übersäuerung, Leberleiden, verdauungsför-
dernd, Milzschmerzen, Sedativum, harntreibend, reinigend, Nieren-
steine; <u>Saft äußerlich</u>: kräftigend, auswurffördernd, Dermatose, Fu-
runkel; fördert Haarwuchs: 1TL+1TL Alkohol 95%; <u>Samen</u> mit Honig:
Katarrhe der oberen Atemwege; <u>frisch: </u>als Spinat mit Brennnessel und
Sauerampfer

Buche / Buchecker BB Beech: Reinheit S. 36
(IH heilpraxisnet.de/heilpflanzen)
Polyphenole, Mangan, Kalzium, Eisen, Zink, Saponine, Vitamin C, K
Indianische Medizin: <u>Buchenblätter</u> und <u>Rinde</u> (usgekocht, zerstampft):
Verbrennungen, Schwellungen, Erfrierungen; Absud aus <u>Zweigen, Blü-
ten, Blättern</u>: Nierenschmerzen, Fiebersenkung, Förderung der Ver-

dauung; <u>Packungen</u> aus zerkauten Blättern als Auflage: Verrenkungen,
Verstauchungen; <u>Bucheckern</u>: viel Eiweiß, Mineralstoffe, Eisen
VORSICHT: roh leicht giftig! Deshalb vorher anrösten oder aufbrühen

Buchweizen BE: Erneuerung S. 34 (IH aok.de/pk/magazin/ernaehrung)
Ballaststoffe, Flavanoide, Kalium, Kalzium, Magnesium, Eisen, Zink,
Vitamin E, B1, B2, B6, Folsäure, Eiweiß
Gesundheitsfördernd: blutstillend, antioxidativ, blutzuckersenkend,
Anwendung bei Erkrankung der Beinvenen bei Durchblutungsstörung

Cayennepfeffer BE = Chili: Wabun S. 44
 (IH arzneipflanzenlexikon.info; de.wikipedia.org)
Vitamin A, B1, B2, B3, E, Eisen, Kalzium, viel Vitamin C, Capsaicin, Caro-
tinoide, Flavanoide
<u>Gemüse, Gewürz</u>: Anregung der Verdauung, Leber schützend; Cremes,
<u>Wärmepflaster</u>: lindert Arthrose, Arthritis, Hilfe bei Nervenschmerzen,
Gürtelrose.

Champignon BE Wiesenchampignon: Specht S. 66 (IH gesunde-pilze.de)
Ballaststoffe, Vitamine D, B2, Biotin, Niacin, Mineralstoffe Kalium, Ei-
sen, Kupfer, Selen, Phosphor.
Gut für Magen und Darm

Chicoree = Wegwarte BB Chicory: Liebe S. 64 Blätter 6-8 Wurzel 9 - 10
oder folgendes Frühjahr (IH dock.hkk.de/ernaehrung; LV Lipp)
Kalium, Folsäure, Zink, Vitamine A, B und C, Bitterstoff Lactucopikrin
Heilpflanze d. Jahres 2020 <u>Roh</u> oder <u>gekocht</u>: gut für Verdauung,
Stoffwechsel und Kreislauf; <u>Blätter</u> <u>Tee</u>(1-2 TL auf 1/4, 1 Tasse vor den
Mahlzeiten): Blutreinigung, Anregung des Gallenflusses, Verstopfung,
Magen- u. Nervenmittel, Nieren- u. Blasentee; <u>Wurzel</u> <u>Abkochung</u> (1TL
auf 1/4l kaltes Wasser, 2-3 Min. aufkochen, abseihen oder über Nacht
Kaltansatz, erwärmen; besser in Essig o. Wein kochen, 2 mal tgl. 2-3
Tassen vor den Mahlzeiten): Nierensteine

Dattel BE: Stör S. 68 (IH aok.de/pk/magazin/ernaehrung)
Kupfer, Eisen, Fluor, Jod, Zink, Selen und Mangan
Gut für Verdauung und Leber

Dill BE: Schmetterlingsklan S. 68 8 - 9 (IH krautgeschwister.de; LV Kreuter)
Vitamin C u. A, Eisen, Kalzium, Kalium, Flavonoide, Antioxidantien
Volksmedizin, Küchenkraut: Tee (oberer Teil, 1TL auf 250 ml Wasser)
Samen (1/2 TL): Brechreiz, Schluckauf, Magenbeschwerden, appetitan-
regend, beruhigend, Blähungen, Bildung von Muttermilch, harntrei-
bend, Gicht; Äußerlich (4g Samen auf 100ml): Mundschleimhaut

Dinkel BE Braunbär S. 70 (IH de.wikipedia.org/wiki)
Volles Korn: Natrium, Kalium, Magnesium, Kalzium, Mangan, Eisen,
Zink, Phosphor, Vitamine A1, B2, B6, E, C, Kieselsäure
Hildegard v. Bingen Brotgetreide, Suppe; Grünkerngerichte

Ehrenpreis BE Gamander - Ehrenpreis: Liebe S. 64 5-8
(IH medikamente-per-klick.de)
Iridoidglycoside, Flavonoide, Gerbstoffe, Mannitol
Suppen, Salat, Kräutersalz
Volksmedizin Blätter und Blüten: entzündungshemmend, antibakteri-
ell, antioxidativ, schmerzlindernd Tee (1-2g nur kurz ziehen lassen, 1 kl.
Tasse vor dem Essen): Lunge, Magen, Leber, Milz, Nervenleiden und
Kopfarbeit, Nieren, Blase

Eibisch BE = Hibiskus: Habicht S. 52 Blätter 5-6/ Blüten 7-9 / Wurzel
Herbst (IH bionorica.de/de/ gesundheit/heilpflanzen; LV Lipp)
Schleimstoffe (Polysaccharide), Flavonoide, Gerbstoffe, ätherisches Öl
Blätter u. Blüten Tee (5g auf 100ml, bei 60 Grad 10 Min. ziehen lassen): Hals, Rachen, Atemwegsbeschwerden, Magen- Darmreizungen,
Verstopfung, Infektionen der Gallenblase; (1TL + 1TL Königskerzenblü-
ten, 15 Min. ziehen lassen): Bronchitis; Auflage (mit Honig zu Salbe
verarbeitet): bei Hals- u. Ohrenschmerzen Wurzel Tee (1 TL=1,5 g Kaltansatz, erwärmen): Magen- u. Darmerkrankungen; äußerlich erwei-
chende Umschläge, Gurgelmittel

Eisenkraut = BB Vervain 7-8 Nicht in der Schwangerschaft!
(bionorica.de/de/gesundheit/heilpflanzen)
Iridoide, sekundäre Pflanzenstoffe, Kaffeesäurederivate, Gerbstoffe,
Schleimstoffe, Flavonoide
Tee (1 EL auf 1/4l Wasser): Schilddrüsenüberfunktion, Kropf, Magen-
beschwerden, Durchfall, Hämorrhoiden, Prüfungsstress, Depressionen,
Schlafstörungen, Milchbildung, schlecht heilende Wunden, Akne

Erbse BE: Schildkrötenklan S. 22 (IH utopia.de)
Vitamin E, B, Beta-Carotin, Kalzium, Magnesium, Eisen, Phosphor, Zink,
Lezithin, Saponine
Laut Studien hilfreich gegen Bakterien, Pilze, Diabetes Typ 2, Entzün-
dungen, Cholesterin, freie Radikale, Krebs, Übergewicht, Herz-
Kreislauf-Erkrankungen, gestörte Darmflora

Erdbeere BE Walderdbeere: Erleuchtung S. 50 Vorsicht bei Überemp-
findlichkeit! Blätter 5 – 6 (IH gesundheit.gv.at)
Vitamin A, Betacarotin, B1, B2, viel Vitamin C, Kalium, Kalzium, Phos-
phor, Eisen
Volksmedizin: Blätter Tee (4g auf 100ml: Blutarmut v.a. bei Kindern,
Leberreinigung, Durchfall, reinigt Leber u. Nieren, scheidet Harnsäure
aus, Frauenleiden); frisch als Auflage: Stiche, Zahnweh, Kopfdruck;
Gurgeln, Mundspülung (5g auf 100ml Abkochung); Inhalieren

Erdnuss: Schildkrötenklan S. 22 Vorsicht bei Allergie! (IH de.wikipedia.org)
Gute Eiweißquelle, Folsäure, Magnesium, Kalium, Vitamin B1, B3, E
Wertvoll für Herz und Blutgefäße

Erika = Heidekraut BB Heather: Wachstum S. 60 7 - 9
(IH wildekraeuterliebe.info)
Arbutin, Flavonoide, Gerbstoffe
Volksmedizin
Abkochung (1 TL auf 1/4 l, 2-3 x tägl. 1/2 Tasse): Darmentzündung,
Durchfall, harntreibend bei Entzündung des Urogenital-apparates,
Prostataleiden (vergrößerte P.); Äußerlich (Abkochung 5g auf 100ml):

Gurgeln, Waschung, Kompressen bei Schleimhautentzündung, geröteter Haut, Furunkel

Erle BE: Weisheit S. 48 junge Blätter 4-5 / Rinde (IH pflanzen-vielfalt.net)
Gerbstoffe, Flavanoide, Steroide
Volksmedizin: <u>Tee</u> (2 TL auf 1/4 l, tagsüber): Erkältung, Fieber, Darmkatarrh, starke Durchfälle, innere Blutungen; <u>Gurgeln</u>: Entzündung der Mandeln, Mundschleimhaut; <u>Auflagen</u> frisch: rissige Haut an Fingern und Brustwarzen, Geschwüre

Esche BE: Braunbär S. 70 Blätter 6-7/ Rinde Frühling (IH natur-kraeuter.de)
Gerbstoffe, Flavonoide (Rutin), Secoiridoidglucoside, Phenolcarbonsäuren, Triterpene
Volksmedizin: <u>Blätter</u> <u>Tee</u> (1 TL aufkochen u. 5 Min. ziehen lassen): darmregulierend, abführend, harntreibend, Blasensteine, Nierensteine, antirheumatisch, Gelenkrheumatismus, Arthritis, Gicht; Äußerlich <u>Kompressen</u> (8g auf 100ml); <u>Rinde Abkochung</u> (2g auf 100ml): Fieber

Essigrose BE Rosa mundi: Einsicht S. 76 Kronblätter (Blüte) 6-7
(IH heilkraeuter.de)
Ätherische Öle, Gerbstoff, Gerbsäure, Geraniol, Saponine
Volksmedizin: <u>Tee</u> (1-2 g auf 100ml): verdauungsfördernd, kräftigend; <u>Mundspülung, Gurgeln</u>: adstringierend, schmerzstillend; <u>Packungen</u> (3-6 g auf 100ml): auf Augenlider

Esskastanie/Marone/Marroni = BB Sweet Chestnut: Erleuchtung S. 50
(IH netdoktor.de)
Vitamin A, C, B1, B2, Niacin, Folsäure, Kalium, Magnesium, Kalzium, Eisen, Kupfer, Mangan, essentielle Aminosäuren
Volksmedizin: Gut für Nerven, Knochen und Zähne, Sehkraft, Immunsystem, halten das Bindegewebe straff

Estragon franz. BE: Schneegans S. 38 Frühling bis Frost
(IH krautgeschwister.de; LV Kreuter)

Ätherische Öle, Gerb- und Bitterstoffe, Vitamin A, B1, B2, C, Kalium,
Magnesium, Eisen, Phosphor
Gewürzkraut, Essig: Appetitanregend, gut für Magen und Darm
Traditionell: Tee gegen Zahnschmerzen, Erkältungen; Breiumschläge
aus Blättern: rheumatische Beschwerden

Feige ähnl. **Kaktusfeige BE Saguaro Shawnodese S. 58**
(IH helios-gesundheit.de/magazin/news/03)
Kalzium, Kalium, Eisen, Magnesium, Phosphor, B-Vitamine, Vitamin E,
Vitamin K, Enzyme
Gesunde Ernährung: frisch und getrocknet, verdauungsfördern, ballaststoffreich, natürliches sanftes Abführmittel

Feldsalat = Crisp Salad: Otter S. 40 im Winter, vor der Blüte (IH aok.de)
Vitamin C, A, B, E, Eisen
Herzstärkend, aktiviert Immunsystem und Vitalität, fördert die Blutbildung und die Durchblutung der Schleimhäute

Fenchel BE: Reinheit S. 36 Samen 8 – 9, Wurzel 10 -11
(IH gesundheit.gv.at; LV Lipp; Kreuter)
Vitamine C, A, K, E, Folsäure, Beta-Carotin; Eisen, Kalium, Kalzium,
Magnesium, Mangan
Heilpflanze d. J. 2009: Samen Tee (1TL auf 1/4l, max. 5g pro Tag): appetitanregend, Erbrechen, Schluckauf, verdauungsfördernd, krampflösend, stoppt Gärung im Darm, Unterleibsschmerzen, Blase:
Äußerlich (2g auf 100ml): entzündete Augenlider, schlechter Atem
Wurzel Abkochung (3g auf 100ml): harntreibend; Salbe aus Wurzelsaft
+Honig: für die Augen

Fichte BE: Habicht S. 52 Knospen 2-4, junge Triebe 3-5
(IH entheobotanik.net)
Ätherische Öle, Terpentinöle, Harze, Picein, Saccharose, Ameisensäure, Vitamin C, Gerbstoffe.
Volksmedizin: Knospen (Abkochung 2g auf 100ml, 2 Tassen tgl.): Katarrh, Lungenleiden; junge Triebe (Abkochung 2g auf 100ml, verdünnt

beginnen! 2 kl. Tassen tgl): desinfizierend bei Beschwerden der Harnwege, Rheumatismus; <u>Sirup:</u> Beschwerden des Atemsystems; <u>Äußer-</u>
<u>lich Kompressen</u> (Abkochung 5g auf 100ml, 15 Min. auflegen): aktiviert
den Blutkreislauf, desinfiziert, desodorierend, Rheumatismus;
<u>Handvoll Triebe oder kl. Zweige</u> im Badewasser: belebend, desodorie-
rend nach einem Sporttag

Flieder BE: Biber S. 54 Blüten 4-5, Blätter 6-7 (IH krautgeschwister.de)
Blüten: ätherische Öle, Phenolcarbonsäuren, Flavonoide, bioaktive
Verbindungen; Blätter: Syringin
Volksmedizin: <u>Tee Blätter:</u> fiebersenkend, <u>Tee Blüten:</u> verdauungsför-
dernd; <u>Blüten</u> (20g auf 100ml Olivenöl 15-20 Tage ansetzen, Öl absei-
hen): Rheuma- u. Gelenkschmerzen, leicht einmassieren; <u>Blätter</u> ohne
Stiel (3g auf 100ml 1-2 Tassen bei Bedarf): Rheumatismus; <u>Sirup</u>

Frauenmantel BE: Mond S. 20 Blätter 5 - 7 (IH zentrum-der-gesundheit.de)
Gerbstoffe, Flavonoide, Spuren von Salicylsäure, Phytoöstrogene
Heilpflanze: <u>Tee</u> (1g auf 1/4l = 5g frisch auf 100ml): entzündungshem-
mend, Magen- Darmbeschwerden, Durchfall, Nieren, Blase, Prostata,
Regelbeschwerden; <u>F+Schafgarbe:</u> prämenstruelle Schmerzen;
<u>F+Schafgarbe+weiße Taubnessel:</u> Regelschmerzen, starke Monatsblu-
tungen bei jungen Mädchen (Teepause während der Menstruation);
<u>F+Schafgarbe+Salbei</u> (2 EL auf 500ml): Wechseljahre; <u>F + Schlüsselblu-</u>
<u>me:</u> für gesunden Schlaf; <u>Abkochung</u> (10g frisch auf 100ml, Waschun-
gen): entzündungshemmend, antiseptisch, im Intimbereich/After bei
Juckreiz

Gänseblümchen BE: Klarheit S. 46 3-6 (IH gesundheit.gv.at)
Kalium, Kalzium, Eisen, Magnesium, Vitamin C, Saponine, Gerbstoffe,
Flavonoide, Inulin
<u>Salatbeigabe;</u> Volksmedizin: <u>Tee</u> (2g auf 100ml): Atemwege stärkend,
schweißtreibend, blutreinigend, Darm regulierend, harn - u. schweißtreibend, Niere, Blase, Prostata; <u>Äußerlich</u> (4 EL auf 1/4 l, oder Absud
aus grünen Blättern): Geschwüre

Geißblatt=Jelängerjelieber = BB Honeysuckle: Hirsch S. 56 5-6
(IH de.wikipedia.org)
Flavonoide, Saponine, Phenolsäuren, Triterpene
Volksmedizin: <u>Blüten</u> <u>Tee</u> (vor Blühbeginn am Abend ernten, 3g auf
100ml 1-2 Tassen tgl. schluckweise) bei asthmatischen Atembe-
schwerden, Schleimhautentzündung, Geschwürbildung im Mund- u.
Rachenraum, Reizhusten, Bronchialkatarrh, Verkühlung, Grippe,
Schluckauf, Neuralgien, Nerven; <u>Blätter</u> <u>Abkochung</u> (5g auf 100ml):
Mundspülung, Entzündung und Geschwürbildung im Mund- und Ra-
chenraum

Gerste BE: Schmetterlingsklan S. 28 IH medikamente-per-klick.de)
Kupfer, Magnesium, Phosphor, Zink, Niacin, Vitamine B1, B2, E.
Eines der ältesten Getreide; Volksmedizin: Cholesterinspiegel senkend,
günstige Auswirkung auf den Blutzuckerspiegel

Gewürznelke BE Gewürznelkenbaum: Stäke S. 78
IH medikamente-per-klick.de)
Ätherisches Öl, Eugenol, Flavonoide, Gerbstoff
Phytotherapie: verdauungsfördernd, entzündungshemmend, antisep-
tisch, antioxidativ, betäubend.

Giersch BE: Puma S. 42 Blüten 3-5 / Früchte 7-8/ Wurzel Herbst
(IH gut-edermann.de)
Eisen, Kupfer, Mangan, Vitamin C, Karotin, Eiweiße, sekundäre Pflanzenstoffe
Volksmedizin: <u>Blüten</u> (2-3 kl. Tassen tgl.), <u>Blätter</u> frisch im Salat: entgiftend; <u>Früchte</u> <u>Tee</u> (2g auf 100ml): harntreibend; <u>Wurzel</u> (Abkochung 2g
auf 100ml): entwässernd, Gicht, Gelenkbeschwerden

Ginseng BE: Erleuchtung S. 50 vor Einnahme Arzt befragen
(IH medikamente-per-klick.de)
Ginsenoide, ätherisches Öl, Peptide, Phenole
Volksmedizin, Präparate <u>Tee</u>: Erschöpfung, Gedächnisschwäche, leich-
te Strahlenschäden im Organismus, Husten, Asthma, blutstillend, gut

für Gehirn, Herz, Lymphdrüsen, Magen, Nervensystem und Harntrakt, Sexualtonikum, Dysmenorrhoe, bei längerer Einnahme Östrogen-Effekte (bei unspezifischen Wechseljahresbeschwerden)

Goldrute = BE Goldenrod: Wachstum S. 60 Blüten 7-8 Blüten
(IH sidroga,ch/kraeuterlexikon)
Phenolglycoside, Flavonoide, Triterpensaponine, Gerbstoffe, Kaffee-säurederivate, Ätherische Öle
Volksmedizin, TCM: <u>Tee</u> (2TL auf 1/4l, kalt aufgießen, kochen, kurz ziehen lassen, mehrmals täglich, mindestens 2 l Flüssigkeit pro Tag, evt. + Salbei o. Tausendgüldenkraut): Fieber, blutreinigend, Diabetes, entzündungshemmend, verdauungsfördernd, normalisiert die Darmfunktion, harntreibend, Wassersucht, Bettnässen, Steinleiden, Rheuma, Gicht, Prostata; Gurgelwasser: Mundfäule, lose Zähne, Kehlkopfentzündung, Halsleiden, Diphterie

Granatapfel = BE Pomegranate: Schneegans S. 38
(IH aok.de/pk/magazin/ernaehrung)
Kalium, Kalzium, Eisen, Vitamin C, B-Vitamine, Polyphenole
Volksmedizin <u>Frucht, Saft</u>: Blutdruck senkend, gut für Gehirn, Leber und Darm, Immunabwehr stärkend, Entzündungen lindernd, Schmerzen mildernd

Grapefruit: Stör S. 68 (IH geo.de/wissen/ernaehrung)
Vitamin C, Folsäure, Beta-Carotin, B-Vitamine, Kalium, Kalzium, Magnesium, Eisen, Phosphat, Lycopin
Traditionell, Ayurveda <u>Frucht, Saft</u>: Immunsystem und Stoffwechsel von Knochen, Haut und Bindegewebe stärkend, Unterstützung von Herz-Kreislauf-System, Aufnahme von Eisen verbessernd

Günsel = BE: Stör S. 68 Blätter und Blüten 4-7 (LH krautgeschwister.de)
Ätherische Öle, Ajugoside, Ajugol, Aucubin, Gerbsäure
Volksmedizin <u>Tee</u> (3g auf 100ml): Darmbeschwerden, Durchfall, Hämorrhoiden; <u>Äußerlich</u> (6g auf100ml): Waschung, Gurgeln bei Entzündungen der Mundhöhle, festigt Zahnfleisch; <u>Kompressen</u> (1/2 Stunde

auflegen): empfindliche Haut, Couperose, Hämorrhoiden, stoppt Blutungen

Gundermann = Gundelrebe BE: Stör S. 68 Blätter ab 3, Blüten 4 – 6
(Gering dosieren, kurz anwenden!) (IH weltdermikroben.de/wildkraeuter)
Ätherisches Öl, Gerbstoffe, Bitterstoffe, Kalium, Vitamin C, Alkaloide,
Phenolsäuren, Flavonoide, Saponine
Volksmedizin: <u>Tee</u> (2 TL auf 250 ml Wasser, 2-3 Tassen tgl.): chronischer Katarrh, Asthma, Brustverschleimung, katarrhartiger Husten,
blutreinigend, Magenprobleme, Lebermittel, beruhigend, kräftigend,
Nierenmittel, Blasenleiden; <u>Äußerlich</u> (5g auf 100ml): Hautentzündung, leichte Verbrennungen; <u>Blätter</u> in Salat, Suppenwürze, Wildgemüse

Gurke BE: Schneegans S. 38 (IH gesundheit.gv.at)
Vitamin A, B, C, Vitamin K, Kalium, Eisen, Magnesium
harntreibend, entzündungshemmend, den Abfluss von Harnsäure unterstützend, die Bitterstoffe aktivieren Verdauungssäfte und Enzyme in
Leber, Galle und Bauchspeicheldrüse.

Hafer BE: Puma S. 42 (IH morenutrition.de; LV Lipp)
essentielle Aminosäuren, Vitamin K, B1, B6, Zink, Eisen, Kupfer, Phosphor, Magnesium, Kalzium, Kalium, Hafer-Ballaststoff Beta-Glucan
Heilpflanze d. J 2017 Gut für Magen - Darmtrakt, fördert die Verdauung; glutenfreie Sorten

Haselnuss BE: Wapiti S. 84 Blätter ohne Stiel 7-8 / Rinde von 2-3jähr.
Ästen 10-11 (IH geo.de/wissen/ernaehrung)
Vitamine A, B1, B2, B6, C, E, Kalzium, Eisen, Kalium, Magnesium, Natrium
Volksmedizin: <u>Blätter</u> <u>Tee</u> (Abkochung 2 TL auf 1/4 l): bei Kreislaufstörungen, Durchfall, Darmentzündung, Reinigung des Organismus, Blasenleiden, Krampfadern; <u>Äußerlich</u> (Abkochung 4g auf 100ml):

Gurgeln, Kompressen bei Haut u. Schleimhautentzündung, Abschür-
fung im Notfall, Hämorrhoiden; <u>Rinde</u> <u>Kompressen</u> (Abkochung 1 TL
auf 1/4 l): bei erweiterten Gefäßen an der Oberfläche, Venen;
<u>Nüsse</u> als gesunde Zutat

Hauswurz BE: Erde S. 16 Blätter 7-8 (IH heilpraxisnet.de/heilpflanzen)
Tannin, Vitamin C, Apfelsäure, Kalium, Bitter-, Gerb- und Schleimstoffe
Volksmedizin: <u>frisch auflegen</u>, möglichst lang: Schwielen, Hornhaut;
<u>Abkochung</u> (5g auf 100ml): Mundspülung, Gurgeln, Kompressen, Wa-
schung bei Entzündung, Furunkeln, Juckreiz

Heckenrose/Hundsrose = BB Wild Rose: Specht S. 66 Blätter 7 - 8,
Hagebutten 8 -10 (IH krautgeschwister.de)
Vitamin C, A, E, B1, B2, B3, Flavonoide, Gerbstoffe, Pektin, Zitronensäure, Carotinoide, Triterpene, Kalzium, Eisen, Magnesium, Kalium),
ungesättigte Fettsäuren (in den Samen), Antioxidantien
Heilpflanze: <u>Blätter</u> <u>Tee</u> (1-2 g auf 100ml): adstringierend auf den
Darmtrakt; <u>Hagebutten</u> <u>Abkochung</u> (ohne Kerne u. Härchen trocknen,
4g auf 100ml, 1 Std. einweichen, 10 Min. kochen): entschlackend,
entgiftend, Erkältungskrankheiten; <u>Kaltauszug</u> (2 EL auf 1/4l, tagsüber
trinken): harntreibend, Blasenleiden; <u>Kerne</u> (vor dem Kochen durch
Waschen von den Härchen befreien! 1 EL auf 1/4l, 20 Min. kochen):
Nieren- u. Blasenerkrankung, Steinleiden, Gicht, Rheuma

Heidelbeere BE: Biber S. 54 Blätter 6-7 Nur kurzfristige Anwendung,
nicht bei Nierenleiden, nicht in der Schwangerschaft!
(IH Früchte: zentrum-der-gesundheit.de; Blätter: arzneipflanzenlexikon.info)
Früchte: Ballaststoffe, Vitamine B1, B2, B 6, Folsäure, Kalium, Schwefel, Phosphor, Kalzium, Magnesium
Blätter: Catechingerbstoffe, Flavonoide, Phenolcarbonsäuren, Iridoide
Volksmedizin: <u>Blätter</u> (1 EL auf 1/4l oder ½ TL+ ½ TL Süßholzwurzel auf
1/4l, 1 Tasse abends): Husten; Blasenleiden (tagsüber), in Mischungen:
Arteriosklerose ; <u>Äußerlich</u> (5g auf 100ml): Gurgeln bei Mundfäule,
entzündetes Zahnfleisch, Halsschmerzen, Erkältung, Hämorrhoiden,
bakterielle u. gefäßbedingte Hautentzündungen; <u>Früchte</u> frisch oder

Abkochung (5g auf 100ml, 1 Tasse bei Bedarf): Sehvermögen bei Dämmerung, Darmentzündung; <u>Äußerlich</u> Waschungen, Gurgeln; zur <u>Mundspülung</u> Saft oder Brei: Entzündungen der Haut u. Schleimhäute

Heiligenkraut = BE Zypressenkraut: Reinheit S. 36 6-7
(IH krautgeschwister.de)
Ätherische Öle, Harz, Bitterstoff, Gerbstoff
Volksmedizin: <u>Tee</u> (1g auf 100ml, 1-2 kl. Tassen bei Bedarf): Husten, Bronchitis, Erbrechen, verdauungsfördernd, adstringierend auf den Darmtrakt, Durchfall; <u>Äußerlich</u> Saft oder Brei, <u>Kompressen</u>: Hämorrhoiden, Rheumatismus, Wundsein, Hautentzündungen, Schwellungen, Quaddelausschlag, Juckreiz, Insektenstiche; Frische <u>Blätter</u> bei Mundgeruch; gegen Motten

Himbeere BE: Stör S. 68 Blätter 6
(IH Beere gesundheit.gv.at; Blätter: pharmawiki.ch)
Blätter: Gerbstoffe, Tannine, Ellagsäure, Flavonoide, Vitamin C
Beeren: Vitamine der B-Gruppe, Vitamin C, Kalium, Kalzium, Magnesium, Mangan, Eisen, Antioxidantien, Flavonoide
Volksmedizin: <u>Blätter</u> ohne Stiel (Abkochung 2TL auf 1/4 l): Blasenleiden (1 EL auf 1/4l tagsüber), Darmentzündung, Hämorrhoiden, Blasenleiden; <u>äußerlich</u> Mundspülung, Gurgeln, Kompressen (Abkochung 3g auf 100ml): adstringierend, reinigend, schmerzstillend, Hals- u. Mandelentzündung, Hämorrhoiden; <u>Früchte</u>: entzündungshemmend

Hirse: Waboose S. 30 (IH aok.de/pk/magazin/ernaehrung)
Hochwertiges Eiweiß, Kohlenhydrate, Ballaststoffe, Kalium, Kalzium, Magnesium, Eisen, Zink
Gesundes Grundnahrungsmittel, glutenfrei, ballaststoffreich, gut für Verdauung und Immunsystem, entzündungshemmend

Holunder BE: Otter S. 40 Blüten 6 -7 (bionorica.de/gesundheit; LV Lipp)
Blüten: Flavonoide, sekundäre Pflanzenstoffe, ätherische Öle, Gerb-
stoffe, Phytosterine, Schleimstoffe; reife Beeren: Vitamin C, Vitamine
der B-Gruppe, Folsäure, Kalium, Kalzium, Phosphor
Heilpflanze d. J. 2024 Tee (3g auf 100ml, anfangs niedrig dosieren!):
Bronchitis, Husten, schweißtreibend, harntreibend, für Leber und
Niere, antirheumatisch; Übergewicht (2 EL auf 1/4l, tägl. 3 Tassen);
Tee (1 TL Holunder + 1 TL Pfefferminz auf 500 ml, 15 Min. ziehen las-
sen): Fieber, Grippe; Blütendolden (waschen, in Milch kurz aufkochen,
1/4 Std. stehen lassen, abseihen, gurgeln): geschwollene Mandeln;
Äußerlich: (5g auf 100ml): erweichend, schmerzstillend bei Hämorrho-
iden, Furunkel, Verbrennungen

Holzapfel = BB Crab Apple Braunbär S. 10 (LH Bund-sh.de)
Pektine, Fruchtsäuren, Zucker, Gerbstoffe, Spurenelemente,
Vitamine A, B, C
Früchte gekocht: Gelee, Marmelade

Hopfen BE: Wachstum S. 60 Zapfen ohne Stiel 8-9 Vorsicht vor Über-
dosierung!! (IH pharmawiki.ch; LV Lipp)
Ätherisches Öl mit Isoprenoiden, Hopfenharz mit Bitterstoffen,
Flavonoide, Phytoöstrogene, Gerbstoffe
Heilpflanze d. J. 2017: Tee (1g auf 100 ml, 1-2 Tassen tgl.): gut vor
Schlafen; Tee plus Salbei: Herz- u. Nerventee, Normalisierung des Ver-
dauungsapparates, Angstzustände, Schlaflosigkeit, Bettnässen, Nieren-
u. Blasensteine

Huflattich BE: Erde S. 16 Blüten 2-4, Blätter 6-7 Max. 4-6 Wochen im
Jahr! (IH krautgeschwister.de)
Schleimstoffe, Flavonoide, Triterpene, Inulin, Ätherische Öle (aber
auch Pyrrolizidinalkaloide !!)
Volksmedizin: Tee (3g frisch auf 100ml): Katarrh, Heiserkeit, Nasenne-
benhöhlen-Entzündung, Husten, Reizhusten, Bronchitis, Keuchhusten,
Asthma (4 EL Blüten o. 3 EL Blätter auf 1/4 l, tagsüber trinken); Äußer-
lich (6g auf 100ml): Hautentzündungen, äußere Schleimhäute (Intim-

zonen), Schwellungen; <u>Blätter</u> roh auflegen: rheumatisch schmerzende
Gelenke, geschwollene Drüsen, entzündete Adern

Ingwer BE: Schlange S. 82 Vorsicht bei Gallensteinen oder Herzerkran-
kung (IH deine-gesundheitswelt.de)
Ätherische Öle, Gingerol, Borneol, Cineol, Vitamin C, Eisen, Magnesium, Kalzium, Kalium, Phosphor, Natrium
<u>Gewürz, Tee</u>: Anregend für Durchblutung, Gallenfluss, Speichel- und
Magensaftbildung, Verdauung, gegen Völlegefühl, antibakteriell und
entzündungshemmend.

Johannisbeere BE Johannisbeere rot: Wabun S. 44 7 - 8 (IH netdoktor.de)
Vitamin C, B-Vitamine, Gerbstoffe, Ballaststoffe, Kalium
Volksmedizin: **Rote J.** <u>frisch</u>: verdauungsfördernd, regulierend auf den
Darmtrakt, harntreibend; <u>Äußerlich</u> Verbrennungen, trockene, gereizte
Haut; **Schwarze J.** <u>Blätter</u> (ohne Stiel <u>Tee</u> (5g auf 100ml, 2-3 kl. Tassen
tgl.): harntreibend, reinigend, antirheumatisch, Gicht; <u>Früchte</u> frisch:
regulierend auf den Darmtrakt, erfrischend, reinigend; <u>Äußerlich</u>:
Entzündung im Mund- Halsbereich, Verbrennungen

Johanniskraut = BE St. John´s Wort: Otter S. 40 6-7 Vorsicht: Erhöht
die Lichtempfindlichkeit (IH heilkraft-ernährung.de; LV Lipp; Kreuter)
Ätherische Öle, Flavonoide, Gerbstoffe, Harze, Vitamin A, C, D, B6,
B12, Folsäure, Eisen, Kupfer, Selen, Zink, Hypericin, Hyperforin
Heilpflanze d. J. 2015: <u>Tee</u> (1g auf 100ml, nicht höher dosieren! 1-2
Tassen tgl.): hoher Blutdruck, verdauungsfördernd, krampflösend; <u>Tee</u>
J. + Melisse + Hopfen + Baldrianwurzel: Depressive Verstimmung; <u>Wa-
schung, Kompressen</u> (Abkochung 5g auf 100ml): antiseptisch, entzün-
dungshemmend, narbenbildend, Wunden, Verletzungen, Verbrennun-
gen, gerötete Haut

Käsepappel/Wegmalve = BE Malve Zebrina: Wapiti S. 84 Blätter und
Blüten 6 - 9 (LV Kreuter)
Flavonoide, Gerbstoffe, Cumarine, Alkaloide, Schleimstoffe

Volksmedizin: <u>Tee (</u>3g auf 100ml schluckweise): Fieber, Gurgelmittel, Mund, Hals, Erkältung, Verdauungsstörungen mit Krämpfen, Lebermittel, Verstopfung, Nierenmittel; <u>Kompressen</u> aus Blättern: Zahnschmerzen, Zahnfleischentzündung, Juckreiz, Furunkel

Kakao: Erleuchtung S. 50 (IH aok.de/pk/magazin; Medizin der Mutter Erde)
Ungesättigte Fettsäuren, Ballaststoffe, Vitamin E, Eisen, Kalzium, Magnesium, Antioxidantien (Flavonoide), Serotonin, Phenylethylamin
<u>Kakaobohnen, Kakaohülsentee, Kakaozeremonie</u>: aphrodisierende Wirkung, harntreibend, Nierenleiden; <u>Paste</u> (K +Wasser, Hals mit Paste einsteichen): Angina

Kamille = BE Chamomile: Einsicht S. 76 5-6
(IH krautgeschwister.de; LV Kreuter; Lipp)
Ätherische Öle, Flavonoide, Kumarine, Bisabolol, Schleimstoffe
Heilpflanze d. J. 1987: <u>Tee</u> (4g auf 100 ml): Magenschmerzen, Verdauungsstörungen, Schlaflosigkeit, Nervosität, Menstruationsschmerzen; Blasenleiden (tagsüber); <u>Gurgeln</u> und <u>Waschungen</u> (10g auf 100ml): Mund- u. Rachenschleimhäute, Entzündungen der Haut, Venenleiden

Kapuzinerkresse = BE Nasturtium: Shawnodese S. 58 6-10 Geringe Mengen! Nicht für Kleinkinder, bei Magenbeschwerden und Nierenerkrankung!! ((IH krautgeschwister.de; LV Kreuter)
Vitamin C, Flavonoide, Carotinoide, Eisen, Kalium, Glucosinolate
Heilpflanze d. J. 2013: <u>Blätter, Blüten</u> im Salat: blutreinigend, Reinigung der Verdauungsorgane, antibiotisch, stärkt das Immunsystem

Kardamom BE: Erneuerung S. 34 Vorsicht bei Gallensteinen und in der Schwangerschaft (IH fitundgesund.at)
Ätherische Öle, Eisen, Magnesium, Kalium, Kalzium, Kampfer
Ostasiatische und ayurvedische Küche; Traditionelle Medizin <u>Gewürz,</u> <u>Tee</u>: Antiseptikum und Antioxidantium, Menstruationsbeschwerden, Blähungen Wechseljahresbeschwerden, Mundgeruch, Husten, Erkältung, Magen-Darm-Grippe, Asthma bronchiale

Karotte/Möhre ähnl. **BE Wilde Möhre: Erde S. 16**
(IH aok.de/pk/magazin/ernaehrung)
Beta-Carotin, Vitamin K, B-Vitamine, Vitamin C und E, Kalium, Eisen,
Magnesium
<u>Roh, gekocht, Saft</u>: vorbeugend gegen Erkältungen, gesundes Wachs-
tum, gut für die Augen; laut TCM: stärkend für Milz, Magen, Leber

Kartoffel BE: Erde S. 16 (IH gesundheit.de/ernaehrung)
Hochwertiges Eiweiß, Ballaststoffe, Vitamine C, B2, B6, Kalium,
Flavonoide, Anthozyane
Sättigendes hochwertiges Grundnahrungsmittel

Ross-**Kastanie = BE White Chestnut: Schmetterlingsklan S. 28** Früchte
10 halbiert trocknen: Verträglichkeit testen! Blüten u. Blätter im Frühling (IH uni-goettingen.de/de/volksmedizin)
Aesculin, Aescin, Saponine, Flavone, Gerb- und Bitterstoffe, Harz, Öl,
Phytosterin
Heilpflanze d. J. 2008: <u>Äußerlich</u> (1EL Blätter o. Blüten mit 1/4l kaltem
Wasser übergießen, aufkochen, abseihen): Sportverletzungen, Prellungen, Verstauchungen, Blutergüsse, Quetschungen, Rheuma, Gicht;
<u>Kompressen</u>: (Abkochung 6g auf 100ml, Anwendung 10 Min., nicht
einreiben!): leichte hämorrhoidale Entzündungen, geschwollene Arme
u. Beine, Ödeme, Couperose; <u>Auflage</u> (getrocknete, im Ofen erhitzte
Kastanien): Trigeminusneuralgie; <u>Kastanienmehl</u> (Brei kalt auf Baum-
wolltuch): entzündete Venen, Krampfadern, Muskelschmerzen, Rheuma, stumpfe Verletzungen; <u>Kastanien-Schnaps</u> (hohes Schraubglas mit
geviertelten Kastanien füllen, mit klarem Schnaps auffüllen,
sechs Wochen Sonne oder Wärme, mehrmals schütteln): steifer Hals,
Sehnenscheidenentzündung, Zerrungen

Kastanienknospe = BE Chestnut Bud: Sonne S. 18
Vitalstoffe, Enzyme, Mineralstoffe, Saponine
<u>Gemmotherapie</u> (Anleitung z.B. https://krautgeschwister-gemmoextrakte.de):
lindernd bei Krampfadern und Hämorrhoiden, Venen stärkend, Ver-

besserung der Blutzirkulation, hilfreich bei Couperose und Lymphstau-
ungen: <u>Reinigungsmilch</u> (Anleitung s. unkrautgourmet.blogspot.com/2015)

Kerbel ähnl. BE Wiesenkerbel: Biber S. 54 3-6 frisch (LV Kreuter)
Ätherische Öle, Glycosid, Bitterstoffe
<u>Küchenkraut</u>: Blutreinigung, Magenschmerzen, Geschwüre; <u>Tee</u> aus
Blättern u. Blüten: Schnupfen, erleichtert das Abhusten, Magenbeschwerden, blutstillend, verdauungsfördernd, Verdauungsbeschwer-
den, Würmer, Geschwüre, Krebsgeschwülste, harntreibend

Kiefer BB Pine: Otter S. 40 Knospen 2-3 / frische Triebe im Herbst
(IH netdoktor.de)
Ätherisches Öl: Pinen, Caren, Limonen; Harz und Flavonoide
Volksmedizin: 2-3 kl. Tassen tgl.: 2g auf 100ml: balsamisch, auswurf-
fördernd, antiseptisch, Schnupfen, Grippe, Bronchitis, Lungenentzün-
dung, harntreibend, antirheumatisch

Kirsche BE: Biber S. 54 Stile 6- 7 (IH aok.de/pk/magazin/ernaehrung)
Kaliumsalz, Polyphenole, Vitamin B u. C
Volksmedizin **Sauerkirsche** <u>Stiele oder Blätter</u> (Abkochung 1EL auf
1/4l): harntreibend; bei Übergewicht **Süßkirsche** <u>Stiele</u> (Abkochung
s.o.): harntreibend, vermindert Harnsäuregehalt im Blut, Gicht; <u>Früch-
te</u> <u>äußerlich</u> (Abkochung 6g auf 100ml): gereizte, rissige Haut, Hautentzündung (Epidermis), erweiterte Kapillargefäße

Kirschpflaume = BB Cherry Plum: Habicht S. 52 je nach Sorte 6 - 9
(IH gesundheit.gv.at)
Ballaststoffe, Pektin, Kalium, Kalzium, Eisen, Magnesium, Zink
Volksmedizin: Vorbeugung und Behandlung von Skorbut, Nachtblind-
heit und anderen Vitaminmangelzuständen sowie Verstopfung
<u>Früchte</u> roh oder getrocknet: Wein, Marmelade

Kiwi: Stärke S. 78 (IH zentrum-der-gesundheit.de)

Ballaststoffe, Kalzium, Eisen, Magnesium, Kalium, Zink, Vitamin C, Thiamin, Riboflavin, Niacin, Pantothensäure, Pyridoxin, Folsäure, Vitamin B1, B2, Vitamin A und E

Volksmedizin: stärkt das Immunsystem, beugt Grippe, Alzheimer und Depression vor, unterstützt die Konzentration und wirkt cholesterinsenkend. Gut auch gegen Zahnfleischblutungen

Knoblauch BE Garlic: Donnervogelklan S. 26 Vorsicht: stark blutdrucksenkend! ((LV Kreuter; Lipp)

Kalzium, Magnesium, Kalium, Vitamine B, K, C

Heilpflanze d. J. 1989: Anregend, Verjüngungsmittel, entzündungshemmend, senkt Fett- u. Cholesterinspiegel, appetitanregend, verdauungsfördernd, Blähungen, Würmer, aphrodisiakisch

Knoblauchsrauke / Lauchhederich = BE Lauchkraut: Otter S. 40 oberer Teil 5-7 (IH kostbarenatur.net)

Ätherische Öle, Glykoside, Mineralsalze, Saponine, Senfölglykoside, Vitamin A, Vitamin C

Gewürz- und Heilpflanze: <u>Frisch</u> verwenden für Sauce, Salate

<u>Tee</u> (2 TL auf 1/4 l Kaltansatz für 5 Stunden, aufkochen, 10 Mi, stehen lassen, abseihen, 2 Tassen täglich): Entzündung der Mundhöhle, Bronchialkatarrh, Reinigung, Anregung des Stoffwechsels; <u>Kompressen</u> (4 TL auf 1/4l): Frostbeulen

Königskerze BE Mullein: Rabe S. 80 Blätter 5-7 Blüten 6-8

(LV Lipp; Kreuter)

Ätherische Öle, Saponine, Iridoide, Schleimstoffe, Flavonoide

Traditionelles pflanzliches Arzneimittel: <u>Blätter</u> <u>Tee</u> (1 EL auf 1/4 l, tägl. 3 Tassen, oder 1TL + 1TL Eibischwurzel 15 Min. ziehen lassen): Husten, Bronchitis; <u>Äußerlich</u> (5g auf 100ml Abkochung): Hämorrhoiden, Fingergeschwüre, Furunkel, Juckreiz, gereizte Haut, Schleimhäute; <u>Blüten</u> <u>Tee</u> (1 EL auf 1/4 l): Katarrh, Halsschmerzen, Husten, blutreinigend, Übersäuerung, Darmentzündung, krebshemmend, Bettnässen, Akne

Kohldistel BE: Schlange S. 82 Blüte 6 – 9, junge Blätter
(IH pflanzen-vielfalt.net; Abenteuer-am-wegesrand.at)
Gerbstoffe, Alkaloide, ätherisches Öl, Fette, Flavonoide, Inulin (Wurzel)
Traditionelle Medizin: Galle, Leber, Schmerzen, Husten, Wundbehand-
lung, bei Insektenstichen; <u>Blätter</u> für Wildspinat, Suppen; <u>Blüten</u> als
Verzierung u. eingelegt

Kokosnuss: Erneuerung S. 34 (IH avogel.ch/de/ihre-ernaehrung)
Eiweiss, Zucker, Ballaststoffe, Kalium, Kalzium, Magnesium, B-Vitamine
Traditionelle Heilkunde: <u>Frische Frucht, Kokosmilch, Kokosöl, Kokos-</u>
<u>wasser:</u> Diarrhöe, spült die Harnwege, Leber- und Darmmittel, fördert
die Darmtätigkeit, gegen Darmparasiten und Bandwurm, schwach
basenüberschüssig

Kopfsalat BE Salat: Rabe S. 80 5-7 vor Blüte! (IH zentrum-der-gesundheit.de)
Betacarotin, Antioxidantien, Vitamin E, sekundäre Pflanzenstoffe
<u>Saft</u> löffelweise: Darmträgheit, Schlaflosigkeit; <u>Äußerlich</u> (Brei aus fri-
schen Blättern, min. 15 Min. auflegen): Hautentzündungen, Verbrennungen, Furunkel

Koriander: Wachstum S. 60 Samen 7-9
(IH eismann.de/lebensmittel-lexikon: LV Kreuter)
Folat, Vitamin B2, B6, C, Beta-Carotin, Kalium, Kupfer, Magnesium,
Eisen, Kalzium
Ayurveda, Volksmedizin: frisches und getrocknetes <u>Kraut; Samen</u>; <u>Tee</u>
(2g auf 100ml, 2 TL nach Mahlzeit bei Bedarf): Migräne, Verdauungs-
störungen, Blähungen, regt Darmtätigkeit an, Potenzprobleme

Kreuzkümmel = Cumin (IH zentrum-der-gesundheit.de)
Ätherische Öle, Vitamin A, C, B-Vitamine, Natrium, Kalium, Calcium,
Magnesium, Eisen, Zink, Mangan
Ayurveda, indische Heil- und Gewürzpflanze <u>Küchengewürz, Tee. Mas-</u>
<u>sageöl:</u> Verdauungsbeschwerden, Hämorrhoiden, Bluthochdruck sen-
kend, gegen Darmpilze, Immunsystem stärkend

Kümmel: Erfahrung S. 74 Samen 6-8 (LV Lipp; Kreuter)
Essentielle Fettsäuren, Flavonoide, ätherische Öle
Ayurveda, Heilpflanze d. J. 2016 Küchengewürz; Tee (Abkochung: 1TL
zerstoßen auf 1/4l, 15 Min., 1-3x tgl) Bronchitis, Lungenmittel, Magen-
u. Gallebeschwerden, Magen- u. Nervenmittel, Lebermittel, Kolik, Erbrechen, Blähungen, appetitanregend; lindert Schwellungen, hilft bei
Hauterkrankungen; Handvoll ins Badewasser: erfrischend, anregend

Kürbis BE männlich (für Männer), Kürbis weiblich (für Frauen):
Erde S. 16 (IH zentrum-der-gesundheit.de LH; LV Medizin der Mutter Erde)
Kalzium, Eisen, Natrium, Kalium, Magnesium, Phosphat, Zink, Beta-
Carotin, Folsäure, Vitamine B1, B2, B6, C, E
TCM, Heilpflanze d. J. 2005: Kürbis gekocht; Kürbiskerne Kur 4-6wöchig
morgens u. abends 2 TL, ganz oder gemahlen, mit Milch oder Quark):
Prostata; Kur (1 Woche täglich morgens nüchtern 30 bis 40g gem. Ker-
ne mit Milch oder Quark): Wurmmittel; Tee (20 Samen in 1/4 l Wasser
5 Min. kochen, 10 Min. ziehen lassen, abseihen, schluckweise trinken):
entwässernd bei Wasseransammlung im Körper

Kurkuma nicht in der Schwangerschaft, nicht bei Gallensteinen
(IH eismann.de/lebensmittel-lexikon)
Vitamine B1, B2, B3, Vitamin C, Kalium, Eisen, Kalzium, Phosphor, Zink
Naturheilkunde, Ayurveda Küchengewürz (evt. mit Öl, mit Pfeffer):
entzündungshemmend, antioxidativ, Stimmung aufhellend, Blutdruck
senkend

Echtes Labkraut gelb BE: Erfahrung S. 74 6-7 (IH krautgeschwister.de)
Iridoide, Flavonoide, Cumarine, Saponine, Kieselsäure
Volksmedizin: Tee (1 EL auf 1/4 l Wasser, 2-3 Tassen täglich) regt das
Lymphgefäßsystem an; Lungenmittel, Magen- u. Nervenmittel, Leber-
mittel, Nierenmittel

Lavendel BE Lavender: Reinheit S. 36 6-7 Nicht i.d.Schwangerschaft!
Kurzfristig! (IH pharmawiki.ch; LV Kreuter)
Ätherisches Lavendelöl, Cumarine, Flavonoide, Gerbstoffe

Heilpflanze d. J. 2020, Ayurveda Frische <u>Blätter</u> Suppe; <u>Blüten</u> Tee (1g auf 100ml, 1 Tasse pro Tag): regt Gallensekretion an, stressgeplagte Nerven, innere Unruhe; <u>Duftsträuße</u> im Kleiderschrank

Liebstöckel BE: Vertrauen S. 62 Samen 8 – 9, Blätter 5 Wurzel 3-jährig 10 -11; Vorsicht bei Erkrankung der Nieren u. ableitenden Harnsysteme, Herzpatienten u. Schwangerschaft! (Cumarinhaltig!) Erhöht die Lichtempfindlichkeit! (IH gesundheit.gv.at; LV Lipp, Kreuter)
Ätherisches Öl, B - Vitamine, Vitamin C, Kalzium, Eisen, Kalium
Heilpflanze, Hildegard v. Bingen: <u>Samen</u> (Tee 0,5 - 1g auf 100ml, 1-2 Tassen am Tag): verdauungsfördernd, auswurffördernd; <u>Inhalieren</u>: schleimlösend; <u>Badezusatz</u>: schmerzlindernd; <u>Blätter</u> <u>Tee</u> (2g auf 100ml, 15 Min. ziehen lassen, 2-3 kl. Tassen tgl.: reinigend, Mandelentzündung, Husten, verdauungsfördernd, galletreibend, harntreibend, Wassersucht, Menstruationsstörungen; <u>Inhalieren</u>; <u>Badezusatz</u>: Hautentzündungen; <u>Wurzel</u> <u>Tee</u> (2g auf 100ml): reinigend, verdauungsfördernd, harntreibend

Linde BE Blüten mit Hochblatt 6-7 Blätter frisch (IH calapo.com)
Flavonoide, ätherische Öle (Farnesol, Geraniol, Eugenol), Saponine, Gerbstoffe, Schleimstoffe
Heilpflanze <u>Blüten</u>: <u>Tee</u> (1 EL auf 1/4l, 3 Tassen tgl.): Entschlackung, Entgiftung, hustenlindernd, blutdrucksenkend, Herz- u. Nerventee, Verstopfung, Schlaflosigkeit, Blasenleiden; Vorbeugend heiß mit Honig: Erkältungen; <u>Äußerlich</u> (5g auf 100ml): Gurgeln, Mundspülung, Kompressen bei Sonnenbrand, Hämorrhoiden, Entzündungen der äußeren Schamteile; <u>Blätter</u> frisch <u>Tee</u> (eine Handvoll auf 1/2 l Wasser, 3 - 5 Tassen tgl.): krampfartige Magen-Darmbeschwerden, Durchfall

Linse: Stärke S. 78 (IH hofwindkind.com)
Vitamin A, B, E, Niacin, Folsäure, Kalium, Phosphor, Magnesium, Mangan, Selen, Nickel, Zink
Volksgesundheit Proteinreich, ballaststoffreich: gut für Verdauung, gegen Verstopfung, beugt Herzerkrankungen vor

Löwenmäulchen = BE Snapdragon: Sonne S. 18 Blätter 4-6 vor Blüte, Blüte 5-6 nach Öffnen, ohne Kelch
(IH blume2000.de/blumen/sorten/loewenmaeulchen)
Vitamine, Mineralstoffe, ätherische Öle, sekundäre Pflanzenstoffe
Volksmedizin <u>Äußerlich Abkochung</u> (5g auf 100ml): Entzündungen in Mundhöhle/Rachen, Hämorrhoiden, Hautentzündungen, Verbrennung

Löwenzahn BE Dandelion: Habicht S. 52 Blüte 3-5, 7-10, Wurzel 9-10/2-4 (LV Lipp)
Bitterstoffe; Wurzel: Carotinoide, Inulin, Vitamin C, E, B- Vitamine; Blätter und Blüten: Kalium, Zink, Kupfer
Heilpflanze: <u>Blätter</u> (vor der Blüte) <u>grünes Getränk</u> oder <u>Tee</u> (2 TL auf 1/4l, 15 Min. ziehen lassen, 2x tgl.): Leber, Galle, Gallenblasenstörung, Gallenfluss, entschlackend, Dünndarm anregend, entwässernd, ausscheidend bei Arthritis, Rheuma, Gicht, Bindegewebe straffend (Orangenhaut; <u>Blüten</u> <u>Tee</u> (1-2 TL auf 100ml, 10 Min. ziehen): Wirkung siehe Blätter; <u>Wurzel</u> Kaltansatz (3g auf 100ml Abkochung, 3-4 Tassen tgl., nicht direkt vor dem Essen): Asthmatropfen, Anregung der Leber- Nieren- Darmfunktion; Anregung des Gallenflusses (morgens nüchtern)

Lorbeer: Froschklan S. 24 (IH (krautgeschwister.de)
ätherische Öle (Cineol), Gerbstoffe, Bitterstoffe, Flavonoide
Traditionelle Medizin, Küchengewürz
<u>Blätter</u> verdauungsfördernd; <u>Tee</u> hilfreich bei Blähungen oder Magenkrämpfen, entzündungshemmend, antibakteriell, antiviral;
<u>Ätherisches Öl:</u> schmerzlindernd für Muskeln, Gelenke; <u>Hydrolat:</u> Raum- oder Körperumfeldspray

Echtes Mädesüß BE: Schildkrötenklan S. 22 6-8 Vorsicht, kann Kopfschmerzen auslösen (IH de.wikipedia.org/wiki)
Salicylsäure, Flavonoide, Gerbsäuren, ätherisches Öl, Zitronensäure
<u>Tee</u> (1 TL Blüten auf 1/4 l, 2-3 Tassen tägl.): Erkältungskrankheiten, harntreibend u. reinigend bei Wassersucht, Fettsucht, Ödeme, Gicht, Gelenkrheuma, kleine Nieren- u. Blasensteine, Wassersucht, Cellulitis; <u>Packungen, Teil- u. Fußbäder:</u> geschwollene Gliedmaßen

Mais = BE Corn: Erde S. 16 Griffel 7-9
(LH gesundheit.gv.at; Medizin der Mutter Erde)
Vitamine der B-Gruppe, Vitamin C, Folsäure, Kalium, Eisen, Magnesium, Kalzium, Eisen, hochwertige Proteine
Volksmedizin <u>Maisgriffel Tee </u>(2 TL auf eine Tasse, 2-3 kl. Tassen tgl):
blutdrucksenkend, reinigend, harntreibend, Wassersucht, Rheuma, Gicht, Arthritis, Übergewicht, Nierenbeckenentzündung (Nierengrieß), Harnblasenentzündung, Bettnässen <u>Äußerlich:</u> entzündungshemmend, Narbenbildung; Gesunde <u>Ernährung:</u> <u>Maiskörner, Maismehl, Öl</u>

Majoran BE: Schlange S. 82 7 - 9 (LH gesundheit.gv.at)
Kalium, Kalzium, Magnesium, Eisen, Vitamine A, B1, B2, B3, C
Volksmedizin <u>Tee </u>(1g auf 100ml bei Bedarf): Kopfschmerzen, Neuralgien, auswurffördernd, Erkältung, Husten, schwere Verdauung, Bauchschmerzen, Darmbeschwerden, sedativ, leicht harntreibend, Ischias
<u>Äußerlich Einreibung</u> (Verträglichkeit testen! 5g auf 100ml): Neuralgien, rheumatische Schmerzen;<u> Küchengewürz</u>

Mandel BE: Schmetterlingsklan S. 28 max. 25 gr pro Tag
(IH aok.de/pk/magazin/ernaehrung)
Vitamine E, B2, Mineralstoffe: Calcium, Magnesium, Kupfer, Zink, wertvolle pflanzliche Proteine, Ballaststoffe, sekundäre Pflanzenstoffe
Hildegard v. Bingen, Studien <u>Ungeschälte Mandeln</u>: Herz-Kreislauf-System unterstützend, Cholesterinspiegel senkend, Haut und Haarwachstum; <u>Mandelöl</u>: Hautpflege

Mango BE: Stärke S. 78 (drhauschka.de/heilpflanzenlexikon)
Carotinoide, Violaxanthin, Quercetin-Glykoside, Polysaccharide.
Appetit und Verdauung anregend, Herz stärkend, das Gehirn unterstützend. In Indien: bekannt zum Stoppen von Blutungen

Margerite BE Shasta Daisy: Klarheit S. 46 Blüten 5-7 ohne Stiel
(IH pflanzen-vielfalt.net)
Ätherische Öle, Tannine, Harze

Volkskunde:<u>Tee</u> (2g auf 100ml 1-2 Tassen bei Bedarf): hustenlindernd, Asthma, Bauchschmerzen, Darmkoliken, beruhigend, Menstruations-beschwerden (regulierend: sedativ, anregend);
<u>Äußerlich</u> (5g auf 100ml): Mundspülung, Gurgeln, für Mundschleim-haut; <u>Kompressen</u> bei Entzündung, Verbrennung

Mariendistel BE: Schlange S. 82 Samen 7-8 max. sechs Wochen Kur (IH bionorica.de/de/gesundheit/heilpflanzen; LV Lipp)
Silymarin aus Silibinin, Isosilibinin, Silychristin, Silydianin
Alte Heilkunde: (2-3 Tassen tgl. vor den Mahlzeiten: 2-3g auf 1/4l, 15 Min. ziehen lassen): Leber (evt. + Pfefferminze), Galle, Verdauungsbe-schwerden, Krampfadern

Meerrettich BE = Kren: **Rabe S. 80** 8 -10 Vorsicht, Verträglichkeit tes-ten! (IH pflanzen-vielfalt.ne; LV Lipp; LV Kreuter)
Vitamin C, B1, B2, B6, Kalium, Calcium, Magnesium, Eisen, Phosphor, Senfölglykoside, Allicin, Flavone, ätherische Öle
<u>Wurzel</u> (Abkochung 1g auf 100ml, 1 TL nach den Mahlzeiten): Asthma, senkt Cholesterinspiegel im Blut, verdauungsfördernd, Leber, harn-treibend; <u>Quarkumschläge</u> (Quark erwärmen + etwas Meerrettich), auf Tuch über Nacht: Halsschmerzen, Bronchitis; <u>Äußerlich Mus</u> (15 Min. auflegen): Rheumatismus, Ischias, Prellungen

Moschusmalve BE ähnl. BE Malve = Mallow: Schildkrötenklan S. 22
Blätter 5-9, Blüte 6-9 (IH heilkraeuter.de/lexikon)
Anthocyanglykoside, ätherische Öle, Gerbsäure, Gerbstoffe, Kaffee-säure, Malvin, Schleimstoffe
<u>Blüten</u> in Salaten, als Tee; <u>Blätter</u> in Gemüsen und Suppen, <u>Stängel</u> gedünstet, unreife <u>Samenkapseln</u> eingelegt wie Kapern.
Naturheilkunde: <u>frische Blätter</u> als Auflage: Insektenstiche, Quet-schungen; <u>getrocknete Blätter</u> entzündungshemmend, harntreibend, schleimlösend, gegen Erkältungskrankheiten, Verdauungsbeschwer-den, Harnwegsinfekte

Muskatnuss BE: Schlange S. 82 Vorsicht gering dosieren!
(IH de.wikipedia.org/wiki)
Terpene, Phenylpropanoide, Eisen, Magnesium, Zink, Vitamine A und C
Traditionell, Ayurveda, Hildegard von Bingen: Verdauungsbeschwer-
den (Durchfall, Magenkrämpfe, Blähungen), Rheuma, Kopfschmerzen,
Fieber, Hämorrhoiden, Potenzstörungen. Cholera, Mundgeruch; ner-
venberuhigend und schlaffördernd (Messerspitze geriebene Muskat-
nuss in einer Tasse Milch aufgekocht)

Nachtkerze BE: Hirsch S. 56 Blüten, Blätter 6-7, Samen im 2. Jahr
Sommer bis Frühherbst, Wurzeln im ersten Herbst bis zum Frühjahr
des 2. Jahres (IH vorsichtgesund.de)
Mehrfach ungesättigte Fettsäuren, Linolsäure, Gammalinolensäure,
Vitamin E, Gerbstoffe, Phytosterole, Harze
Volksheilkunde: <u>Kraut</u> als Antidiarrhoikum und „Blutreinigungsmittel"
<u>Tee</u> (2g auf 100ml löffelweise 2-3 kl. Tassen tgl.): Husten, Bronchi-
alspasmen, Keuchhusten; <u>Äußerlich</u> (6g auf 100ml): erweichend, ent-
zündungshemmend; <u>Nachtkerzenöl</u>: Neurodermitis, rheumatische
Beschwerden, Prämenstruelles Syndrom, Wechseljahresbeschwerden,
Vorbeugung von Herz- und Gefäßerkrankungen

Odermennig BB Agrimony: Specht S. 66 6-9 (IH pflanzen-vielfalt.net)
Gerbstoffe des Catechintyps, Corilagin (Gallotannin), Bitterstoffe,
Ätherische Öle, Flavonoide (v. a. Quercetin und Apigenin), Triterpene,
Pflanzensäuren, Kieselsäuren
Volksheilkunde: <u>Tee</u> (2-3 TL auf 1/4l, 15 Min. ziehen lassen , 2 - 3 Tas-
sen tgl.): Magenschmerzen, Leberleiden, Anregung der Gallentätigkeit,
Entzündungen der Darmwand, Bettnässen; O. + Salbei + Gundermann:
Husten, Hals- u. Mandelentzündung, Rheumatismus; <u>Äußerlich</u> (10g
auf 100ml Abkochung): Entzündungen der Bindehaut, Entzündung der
Mund- u. Rachenpartien, Prellungen, Verstauchung; <u>Schuheinlage:</u>
Müdigkeit, Fußschmerzen

Olive BB: Erfahrung S. 74 (IH zentrum-der-gesundheit.de)
Ölsäure, Kupfer, Eisen Vitamin B2, B9, E, Carotinoide, Kaffeesäure,
Kuminsäure, Anthocyanidine, Hydroxybenzoesäure
Volksmedizin (Antike: Lebensbaum): Früchte, Olivenöl: cholesterinsen-
kend, entzündungshemmend, hohe Zellschutzwirkung, verringern das
Risiko von Herzkranzgefäßerkrankungen, Arterienverkalkung und Blut-
hochdruck

Orange (IH de.wikipedia.org/wiki; zentrum-der-gesundheit.de)
Vitamin B1, B2, B3, B5, B6, B9, C, K1, Betacarotin, Kalzium, Eisen, Magnesium, Natrium, Phosphor, Kalium, Zink, Kupfer, Mangan, Flavanoide
Gesunde Ernährung Frucht, Saft kalorienarm, viel Vitamin C; Marmelade; Orangeat

Origanum=Wilder Majoran=Dost BE Oreganum: Braunbär S. 70 6-8
(IH de.wikipedia.org/wiki; LV Kreuter)
Nicht bei Bluthochdruck u. Schwangerschaft!
Gerbstoffe des Catechintyps, Corilagin (Gallotannin), Bitterstoffe,
Ätherische Öle, Flavonoide, Triterpene, Pflanzensäuren, Kieselsäuren.
Volksheilkunde: Tee (1-2 g auf 100ml): Kopfschwere, Bindehautent-
zündung, Drehschwindel, Hustentee, schleimlösend, Darmkrämpfe,
Gasbildung, sedativ, nervenstärkend; Bad oder Fußbad Individuelle
Verträglichkeit testen! (eine Handvoll Kraut in 1 l kochendem Wasser
15 Min. ziehen lassen): bei „Grippewetter"; Äußerlich Mundspülung,
Gurgeln, Inhalieren (5g auf 100ml Abkochung): befreit die Nase, Mund
u. Hals reinigend, Mundfäule, zugefallene Ohren; Küchengewürz

Paprika BE: Waboose S. 30 Früchte Hochsommer
(IH eismann.de/lebensmittel-lexikon)
Kalium, Magnesium, Calcium, Vitamin C, E, B6, Betacarotin, Folat, Bal-
laststoffe, Antioxidantien.
Volksmedizin Früchte: Reduziert Neigung zur Blutgerinnung, gegen
Durchblutungsstörungen; Gewürz; Tee: Ohrenentzündung, Nebenhöh-
lenentzündung, Erkältungskrankheiten, Schüttelfrost, Lungenentzün-

dung, Fieber, Kreislaufstörungen, innere Blutungen, antibiotisch, Antidepressivum, Hypermenorrhoe, Dysmenorrhoe

Parasol/Riesenschirmling BE Parasolpilz: Specht S. 66
(IH pilzmaennchen,de/pilzarten)
Mineralien, Spurenelemente
Speisepilz des Jahres 2017 Reich an Proteinen und Ballaststoffen

Passionsblume BE: Puma S. 42 alle Teile, sobald die ersten Früchte reif
sind (IH de.wikipedia.org/wiki)
Flavonoide, Cumarine, Glykoside, essentielle Fettsäuren, ätherisches
Öl: Früchte, Maracujasaft, Tee aus Kraut
Heilpflanze d. J. 2011, Studien: adstringierend, angstlösend, beruhi-
gend, krampflösend, schweißtreibend; <u>Tee</u> (TL P. + 1 TL Kamille, 30
Min. vor dem Schlafengehen): gegen Schlaflosigkeit, Nervosität

Pestwurz rot BE Blüten 3-4, Blätter 5-6 Vorsicht, evt. toxisch für die
Leber! (IH pharmawiki.ch)
Sesquiterpene, Flavonoide, Pyrrolizidinalkaloide, ätherisches Öl, Gerbstoffe
Volksmedizin <u>Blüten</u> (Tee 2g auf 100ml): Husten, Arteriosklerose, Bluthochdruck; <u>Blätter</u> (ohne Stiel Abkochung 4g auf 100ml): Asthma, Nervosität, Schlaflosigkeit, Angstzustände, Wechseljahresbeschwerden,
Blasenleiden; <u>Blätter</u> frisch <u>äußerlich</u>: Schwellungen, Ausschläge, geschwollene Adern u. Drüsen, Stellen mit rheumatischen Schmerzen

Petersilie BE: Schildkrötenklan S. 22 Blätter 5-9 Samen 8-9 Wurzeln 9-
11 Vorsicht, nur kurze Zeit und nicht hoch dosiert anwenden!
(IH gesundheit.gv.at; LV Kreuter)
Vitamine der B-Gruppe, Vitamin C, E, K, Folsäure, Carotinoide, Kalzium,
Magnesium, Eisen, Flavanoide (Apigenin)
Volksheilkunde: <u>Blätter</u> grünes Getränk, Küchengewürz: verdauungs-
fördernd, harntreibend, entwässernd, entschlackend. <u>Äußerlich</u> frisch
Wespen- Bienen-Hornissenstiche; frisch kauen: Zahnschmerzen.

<u>Samen</u> (1TL auf 250 ml): harntreibend, Blasen- u. Nierenentzündung, krampflösend, Menstruationsbeschwerden, Arthritis. <u>Wurzeln</u> frischer Saft (5-10 TL tgl.) oder Abkochung (5g auf 100ml nach den Mahlzeiten) 3-5x 1EL frischer Saft fördert den Abgang von Nieren- u. Gallensteinen (ca 3 Liter täglich trinken!)

Pfeffer schwarz BE: Erleuchtung S. 50 (IH zentrum-der-gesundheit.de)
Piperin, Vitamin A, Vitamin B6, Vitamin K, Kalzium, Eisen, Magnesium
Küchengewürz; Asiatische Heilpflanze; Studien: antimikrobiell, antioxidativ, antidiabetisch, appetitanregend, entzündungshemmend, krebshemmend, krampflösend, schmerzstillend, verdauungsfördernd

Pfefferminze = BE Peppermint: Klarheit S. 46 Blätter u. Blüten 6-9
Vorsicht vor Überdosierung! Nur 1 x wöchentlich! Nicht für Säuglinge u. Kleinkinder! (IH heilkraeuter.de/lexikon; LV Kreuter)
Ätherisches Öl (z.B. Menthol), Lamiaceen-Gerbstoffe, Bitterstoffe, Flavonoide, Enzyme, Valeriansäure
Heilpflanze d. J. 2004: <u>Tee</u> (1-2g auf 100ml nach den Mahlzeiten): gegen zähen Schleim, Unwohlsein, stärkt Herz und Magen, Blähungen, Magen-Darmkatarrh. <u>Gurgeln, Waschung, Kompressen</u> (5g auf 100ml): schlechter Atem, Juckreiz, Schleimhäute

Pfifferling BE: Specht S. 66 (IH lesneskarby.pl/de)
Vitamin A, E, C, PP, D2, B1, B2; Kalzium, Magnesium, Natrium, Kalium, Phosphor, Chlor, Schwefel, Eisen, Mangan, Fluor, Kupfer, Zink
Kalorienarm, ballaststoffreich

Pfirsich BE: Liebe S. 64 (IH gesundheit.gv.at)
Kalzium, Kalium, Magnesium, Eisen, Vitamine A, B1, B2, Niacin, B6, C, E
Positiv für den Stoffwechsel, für Gefäße, Herz, Kreislauf, Immunsystem, entwässernd, fördern die Verdauung

Pimpinelle= BE Wiesenknopf: Schneegans S. 38 4-7/ 9-10 (LV Kreuter)
Gerbstoffe, Flavone, Saponine, Vitamin C
Volksheilkunde: <u>frisch </u>auf Stirn: Nasenbluten; Salat, Suppe; <u>Abkochung</u>
(3g auf 100 ml 1 Tasse vor den Mahlzeiten): Appetitlosigkeit, Magenbeschwerden, adstringierend auf Darmtrakt, Hämorrhoiden. <u>Wa-</u>
<u>schung, Kompressen</u> (5g auf 100ml Abkochung): Hämorrhoiden, Der-
matitis, Verbrennungen

Portulak: Schildkrötenklan S. 22 5-7
(IH aok.de/pk/magazin/ernaehrung; LV Kreuter)
Vitamin C, B-Vitamine, Folate, Magnesium, Kalium, Kalzium, Eisen,
Zink, Selen, Omega-3-Fettsäuren, Flavanoide
frisch Salat, Wildgemüse spinatähnlich, Suppen, Soßen; Volkskunde:
blutreinigend <u>Tee</u> (4g auf 100ml): harntreibend, reinigend; <u>Auflagen</u>
<u>Blätter</u> (gekocht 10 g auf 100ml): Hämorrhoiden, Mundspülung

Preiselbeere BE: Schildkrötenklan S. 22 (IH gesundheit.gv.at)
Vitamine der B-Gruppe, Vitamin C, Carotinoide, Kalium, Magnesium,
Eisen, Fruchtsäuren, Gerbstoffe
Studien: <u>Früchte, Saft</u>: unterstützend bei Harnwegsinfektion, Herzge-
sundheit, blutdrucksenkend, Präbiotikum für den Darm

Quendel BE = Feldthymian: Biber S. 54 5-8 (IH kraeuter-buch.de)
Ätherisches Öl, Gerbstoffe, Bitterstoffe
Naturheilkunde <u>Tee</u> (2 TL auf 1/4 l): verdauungsfördernd, galletreibend, leicht harntreibend; Qu + Honig: Erkältung, hustenlindernd,
schleimlösend, Asthma, Keuchhusten; <u>Inhalieren</u>: Atemwegserkran-
kung, Bronchitis; <u>Kompressen</u> (5g auf 100ml): Lippengeschwüre, Zahnschmerzen, Hautunreinheiten, Verletzungen im Notfall, Krätze, Milchschorf, stillende Mütter; <u>Bad</u> (Handvoll frisches Kraut): Milchschorf
desinfiziert, Reinigung der Mundhöhle, Krätze, Milchschorf

Quitte = BE Quince: Biber S. 54 9-11 nach dem Ernten ausreifen lassen
(IH gesundheit.gv.at)
Vitamin A, B1, B2, C, Niacin, Eisen, Kalium, Kalzium, Mangan

Volksheilkunde <u>Früchte</u> gebraten, gekocht, <u>Gelee</u> (1-2 Früchte tgl.)
oder <u>Tee</u> aus getrockneten Schalen: Halsentzündung (+ Spitzwegerich),
Durchfall, Gicht, Rheuma (+Spitzwegerich); <u>Früchte ohne Samen</u> (Abkochung 10g auf 100ml): Magen- Darmfunktion; <u>Äußerlich Früchte und
Samen</u> (Abkochung 10g auf 100ml): Mund- u. Hals-entzündung, Verbrennungen, Hautreizungen; <u>Auflagen</u> (1 gekochte Quitte + 30g Schafgarbe + 30g Malve): Hautkrankheiten, Geschwüre, offene Beine,
Schrunden im Mundwinkel oder auf der Brust, Hautentzündung, rissige Haut, Verbrennungen

Reis BE: Mond S. 20 (IH reishunger.de/wissen)
Phosphor, Eisen, Zink, Magnesium, Kalium, B- Vitamine
Gesunder nährstoffreicher Energielieferant

Rettich BE: Einsicht S. 76 Wurzel 5-9 Nicht bei Magenschleimhautent-
zündung oder Nierenleiden! (IH lfl.bayern.de/publikationen)
Vitamin C, Vitamin B1, B2, Niacin, Kalium, Kalzium, Eisen, Phosphor
Volksmedizin <u>Saft</u> (Kur 4-5 Wochen, morgens nüchtern, erste Woche
100 g, um 100 g pro Woche steigern bis 400g, über den Tag verteilt):
Leber- u. Gallebeschwerden, fördert Gallefluss, gegen Grieß- u. Stein-
bildung; <u>Geraspelter Rettich</u> + 2 EL Honig (8-10 Std. stehen lassen, Saft
auspressen, teelöffelweise): starker Husten

Rhabarber BE: Donnervogel S. 26 4 bis 6 Vorsicht enthält Oxalsäure!
(IH gesundheitswissen.de/ernaehrung)
Fruchtsäuren, Vitamine C, A, B1, B2, Niacin, Kalium, Kalzium, Phos-
phor, Magnesium, Eisen
Volksmedizin <u>Kompott, Saft</u>: stärkt Immunsystem, gut für Herz, Blut-
druck, Knochengesundheit

Ringelblume = BE Calendula: Weisheit S. 48 Blätter 3 -11, Blüten
4-6/9-10 Vorsicht vor allergischen Reaktionen, nur kurzfristig!
(IH wilde-7.de/wildkraeuter-uebersicht; LV Lipp; Kreuter)
Vitamin A, C, E; Eisen, Zink, Kalzium, Quercetin, ätherische Öle, Bitterstoffe, Farbstoffe, Schleim

Salate, Suppen, Safranersatz aus Blütenblättern
Volksmedizin <u>Blätter</u> <u>Tee</u> (2TL auf 1/4l, 1kl. Tasse pro Tag): Leib-
schmerzen, verflüssigt Gallensekretion; <u>Blüten</u> Magen- u. Nervenmittel, regelmäßige Monatsblutung; +Tausendgüldenkraut: Leber u. Galle,
Milzleiden, Magengeschwüre; <u>Blüten</u> (2TL auf 250 ml 20 Min. ziehen
lassen, mehrmals tgl. auftupfen); <u>Umschlag</u> (2TL auf 250 ml ca 15 Min.
ziehen lassen, mehrmals tgl.): Bindehautentzündung, Herpes; <u>Mund-
spülung; Waschung, Bad, Kompressen</u> (Blätter u. Blüten 6 g auf
100ml), <u>Öl, Salbe</u>: rissige Hände, Frostbeulen, Prellungen

Roggen BE: Sonne S. 18
(IH medikamente-per-klick.de/apotheke/ernaehrungslexikon)
Kalzium, Eisen, Kalium, Kupfer, Magnesium, Phosphor, Zink, B-
Vitamine, Vitamin E
Brotgetreide; Volksheilkunde <u>Roggenkleie</u>: Insektenstiche, Ohren-
schmerzen; <u>Roggenmehl</u> (Brei aus abgekochtem Wasser plus
geröstetes Mehl, alle 2 Stunden 2 EL): Übelkeit, Brechreiz; <u>Körnerkis-
sen</u> (erwärmt): Verspannungen, Muskelschmerzen

Rosmarin BE Rosmary: Klarheit S. 46 6-8
(IH canephron.de; LV Lipp; LV Kreuter)
Cineol, Campher, Alpha-Pinen, Lamiaceen-Gerbstoffe, Rosmarinsäure,
tricyclisches Diterpen, Triterpene, Ursolsäure, Flavonoide, Glykoside
Haus- und Naturheilmittel, Gewürz <u>Grünes Getränk</u>: kreislaufanre-
gend; <u>Tee</u> (1TL auf 1/4 l, 5 Min. ziehen lassen, nach den Mahlzeiten):
Kopfschmerzen, Fieber, Erkältung, hustenlindernd, Anregung, Magen-
Darmbeschwerden, Nervenberuhigung, harntreibend, Frauenbe-
schwerden ; <u>Äußerlich</u> Mundspülung, Gurgeln, Inhalieren, Waschung,
Packungen, Teilbäder, Fußbäder (5g auf 100ml): Reinigung der Haut,
Rheuma, Prellungen

Rote Taubnessel BE: Specht S. 66 Blüten 4 – 10 (IH kostbarenatur.net)
Vitamin B und C, Aucubin, Gerbstoffe, Germanium, Kalium, Kieselsäure, Schleimstoffe, Zink

Naturheilkunde <u>Tee</u>: obere Atemwege, Husten, leichte Entzündungen
im Mund- und Rachenraum

Rotklee/Wiesenklee BE Red Clover: Erneuerung S. 34 Blüten 6-9
(IH zentrum-der-gesundheit.de)
Flavonoide, Phytoöstrogene, Biochanin A und Formononetin, Ätherische Öle, Gerbstoffe
Volksmedizin <u>Tee</u> (1-2 TL pro Tasse): Kopfschmerzen, Halsreizung, Husten, Altersschwäche, blutreinigend, Abführmittel, Verdauung, Leber-Gallenblasenleiden, Gallensaftproduktion; <u>Bad</u>: Vagina, Rektum, Akne

Rucola = Weg-Rauke: Stör S. 68 Blätter 4-8 Samen 6-10 Vorsicht bei
Herzleiden (IH gesundheit.gv.at)
Eisen, Kalzium, Kalium, Vitamin C und A, Senföle
Volksgesundheit <u>Blätter</u> möglichst frisch: Husten, chronische Luftröhrenentzündung; <u>Tee</u> (4g auf 100ml +Honig, 1Tasse in 24 Std.! löffelweise): Erkältung, Grippe; <u>Äußerlich</u> (6g auf 100ml mehrmals tgl. gurgeln): Halsentzündung, Heiserkeit bei Kehlkopfentzündung, Rachenentzündung (Raucher); <u>Samen</u>: (gelbe Schoten Samen ausschütteln, Abkochung 2g auf 100ml, 2-3 kl. Tassen tgl. löffelweise): Halsentzündung, Husten, krampflösend für Gallenwege

Safran: Waboose S. 30 IH eismann.de/lebensmittel-lexikon)
Folat, Vitamin B1, B2, B6, C, Kalium, Kupfer, Magnesium, Eisen, Kalzium, Phosphor, Zink, Mangan
<u>Küchengewürz, Tee, Gesichtspflege, Körperpflege</u>: schmerzlindernd, Stimmung aufhellend, gut bei Herz-Kreislauf-Erkrankungen

Salbei BE Sage: Weisheit S. 48 Blätter 5-8 (LV Kreuter; Lipp)
Ätherische Öle (Campher, Thujon), Gerbstoffe, Bitterstoffe, Saponine
Heilpflanze d. J. 2023: <u>grünes Getränk</u>, <u>Tee</u> (1TL auf 1/4l, 3 Min. offen
kochen, dann 10 Min. ziehen lassen): Mandelentzündung, Lymphknoten, Bronchialkatarrh, Brechreiz, Übelkeit, Leber, Altersschwäche, Gallensteine, Magen-Darmkatarrh, Durchfall, Blähungen, Antidepressivum, Nachtschweiß, Nierensteine, Menstruationsbeschwerden;

Gurgeln, Mundspülung, Waschung (4g auf 100ml): entzündungshemmend; roher Blattsaft: Warzen

Salz: siehe BB Rock Water Mond S. 20 gering dosieren!
Meersalz Magnesium, Kalzium; Steinsalz/ Ursalz Jodid
Lebenswichtiges Mineral wichtig für Nerven und Muskeln

Sanddorn: Froschklan S. 24 Beeren 10-11 (IH kerstin-hiemer.de)
Viel Vitamin C, E, Flavonoide, Aminosäuren, Eisen, Kalium, Kalzium, Magnesium Zink
Frisch (20-30 g pro Tag), Saft, Abkochung (4g auf 100ml 1-2 kl. Tassen tgl.): adstringierend auf den Darmtrakt, stopfend bei Durchfall; Tee: (1 TL auf 1/4 l, 4-6 Min. ziehen lassen) Äußerlich (Aufguss 5g auf 100ml): kräftigt das Zahnfleisch, Haut- u. Schleimhautentzündung im Mund- u. Halsbereich, leichte Hautausschläge

Sauerampfer BE: Mudjekeewis S. 72 5-6 Vorsicht, Oxalate! Nicht bei Leberleiden, Nieren-erkrankungen! Geringe Menge!
(LH geo.de/wissen/ernaehrung; LV Kreuter)
Oxalsäure, Gerbstoffe, Vitamin C, Kalium, Magnesium
Volksmedizin frisch Salat, Spinat (gut + Brennessel o. Brunnenkresse): tonisierend, erfrischend, appetitanregend;
Tee (2g auf 100ml, morgens nüchtern u. am Abend): harntreibend;
Gurgeln, Spülen (5g auf 100ml): Entzündung von Mund, Schleimhaut u. Zahnfleisch

Schafgarbe BE Yarrow: Hirsch S. 56 6-10 Blätter + Blüten, kurzfristige Einnahme! (IH medikamente-per-klick.de/apotheke ; LV Lipp; LV Kreuter)
Ätherische Öle, Bitterstoffe, Cumarine, Eukalyptol, Flavone, Gerbstoffe, Harze, Inulin, Kalium Kupfer
Heilpflanze Zarte Blätter im Salat; Tee (2 TL auf 1/4l, 15 Min. ziehen lassen): entgiftend, blutreinigend, Magen- u. Verdauungsbeschwerden, Blähungen, Koliken, Schmerzen im Leber- u. Gallenblasenbereich, Schlaflosigkeit, Nervosität, Nieren- u. Blasentee, Bettnäs-

sen, Menstruationsbeschwerden; <u>Äußerlich</u> (Blätter roh zerdrückt Umschlag) bei Zahnweh, Zahnfleischentzündung, Ohrenentzündung <u>Gurgeln, Waschungen, Kompressen</u> (8g auf 100ml mind. 15 Min. auflegen): Wunden, Abschürfungen, Haut u. Schleimhäute; <u>Bad</u> (1-2 Handvoll): erfrischend, abschwellend; <u>Schutz- und Reinigungsblüte</u>: Räuchern der Räume; Peeling (mit Salz zum Duschen); <u>starker Tee</u> zum Bodenwischen und Reinigen der Räume

Scharbockskraut 3 - 4 Leicht giftig; rohe junge Blätter sowie getrocknet und wärmebehandelt unbedenklich (IH krautgeschwister.de)
Vitamin C, Saponine, Flavanoide, Bitterstoffe
Volksmedizin <u>Salat und Spinat</u> für Frühjahrskur, blutreinigend; <u>Tee</u>: Skorbut; <u>Äußerlich</u> Bäder: Hämorrhoiden, Warzen, Krätze; <u>Äußerlich Umschlag</u> (Absud 2 EL auf 1/4 l): Warzen

Schlehdorn BE = Schwarzdorn: Schneegans S. 38 3-4 Vorsichtig anwenden! (IH Ayurveda-naturladen.at)
Vitamin C, A, B1, B2, B6, Kalium, Natrium, Magnesium, Kalzium, Eisen, Anthocyane, Fruchtsäuren, Flavonglykoside, Pektin, Rutin, Gerbstoffe
Naturheilmittel, Ayurveda <u>Blüten: Tee</u> (1TL kalt ansetzen, erhitzen, abseihen, oder Aufguss 2 TL, max. 1-2x tgl): entzündungshemmend, Erkältung, Magenkrämpfe, blutreinigend, Blähungen, Darmerkrankung, harntreibend; <u>Blätter: Tee</u> leichtes Abführmittel, leicht harntreibend zur Nierenreinigung und bei Blasenentzündungen; <u>Äußerlich</u>: Hautunreinheiten, entzündungshemmend, Hautausschläge, Warzen <u>Früchte</u> zusammenziehend, entzündungshemmend, schleimlösend und anregend, Erkältungen, Fieber, Nieren- und Harnwegsinfektionen, Verdauungsstörungen; <u>Mus</u> bei Durchfall

Schlüsselblume BE: Reinigung S. 32 Geschützt! Vorsicht, allergische Reaktionen! (IH heilpflanzenwissen.at)
Flavonoide, Saponine, ätherische Öle
Volksmedizin: <u>Blätter</u> (Erntezeit 3-4) <u>Blüten</u> (Erntezeit 4-5: 1 Tag volle Sonne, dann 4 Wochen im Schatten dörren lassen, noch mal 4-5 Std. Sonne, nicht fest verschlossen aufbewahren) <u>Tee</u> (1EL auf 1/4l, 10-20

Min. ziehen lassen, 2 Tassen tgl.): Migräne, Husten, Bronchitis, herzstärkend, Nervosität, Schlaflosigkeit, Neuralgien, fördert Nierentätigkeit, führt Harnsäure u. Schleim aus, Rheuma, Gicht

Schnittlauch BE: Mond S. 20 ganzj. (IH gesundheit.gv.at; LV Kreuter)
Vitamine A, C, B1, B2, B3, B6, E, Kalzium, Kalium, Magnesium, Eisen,
Volksmedizin <u>frisch:</u> verdauungsfördernd, entschlackend, entwässernd

Schöllkraut BE 5-7 giftig (IH krautgeschwister.de)
Alkaloide, Flavone, Bitterstoffe
Volkswissen: <u>nur äußerlich:</u> Warzen, Kopfgrind

Schwarzkümmel: Schmetterlingsklan S. 28 Samen 7-9 Vorsicht, niedrig dosieren! Pflanze mit brauner Samenkapsel trocknen, dann Samen
ausklopfen (IH natuerlich.thieme.de)
Zink, Chrom, Vanadium, Mangan, Selen, Magnesium, Kalzium, Kalium,
Natrium und Barium, Vitamin B1, B6, Niacin, Folsäure
Ayurveda, H. v. Bingen, Volksmedizin <u>Öl;</u> <u>Tee</u> (1 TL auf 1 Tasse tgl.):
auswurffördernd, schleimlösend, Bronchialkatarrh, Harnretention,
steigert Milchbildung, reguliert die Menstruation

Seifenkraut BE: Wabun S. 44 Wurzel 3-4, 9-10, Blätter 6-7 Vorsicht
Überdosierung! (IH kraeuter-buch.de; paracelsus.de/magazin)
Saponine, Gerbstoffe, Harze, ätherische Öle
Alte Heilkunde <u>Tee</u> (1 TL Wurzel mit 0,25 l kaltem Wasser ansetzen,
ziehen lassen, zum Sieden bringen, abseihen, 2 Tassen tgl.): Husten;
<u>Waschungen, Umschläge:</u> Hauterkrankungen

Sellerie BE: Reinigung S. 32 Knolle / Schnittsellerie Blätter 7-9,
Samen 8-9 (IH gesundheit.gv.at)
Kalium, Eisen, Kalzium, Carotinoide, Vitamin C, Vitamin B1, B2, B6
H. v. Bingen, Volksmedizin Suppen, Eintopf, Soßen <u>Blätter</u> frisch Salat:
harntreibend, schweißtreibend, Urikämie, Nierengrieß, Blasenkatarrh,
Fettsucht; <u>Samen</u> (Abkochung 1g auf 100ml): Husten, Lymphknoten,
Mandelentzündung, Altersschwäche, Blähungen; <u>Wurzel</u> (getrocknet 1

TL auf 250 ml Kaltansatz, erwärmen): harntreibend, Urikämie, Nierengrieß, Blasenkatarrh, Fettsucht, verdauungsfördernd; <u>Knolle</u> geraspelt
o. gekocht: Prostatabeschwerden, Verdauungsbeschwerden

Sesam: Froschklan S. 24 (IH aok.de/pk/magazin/ernaehrung)
Natrium, Kalium, Eisen, Magnesium, Kalzium, Phosphor, Selen, Vitamin
B6, ungesättigte Fettsäuren, Linolsäure
Ayurveda, Naturheilkunde: <u>Samen, Sesampaste, Tahin, Gomasio</u>
entzündungshemmend, krebsbekämpfende und antidepressive Wir-
kungen; reguliert den Stoffwechsel

Sojabohne Nicht als Milchersatz für Kleinkinder!
(IH de.wikipedia.org/wiki; aok.de/pk/magazin/ernaehrung)
Natrium, Kalium, Magnesium, Kalzium, Mangan, Eisen, Kupfer, Zink,
Phosphor, Vitamine A1, B1, B2, B3, B6, B9, E, Aminosäuren, hochwer-
tiges Eiweiß, Isoflavone
Nährstoff- und eiweißreiche Alternative zu Fleischprodukten: Soja-
milch/Sojadrink, Edamame, Miso, Tofu, u.a.

Sonnenblume = BE Sunflower: Sonne S. 18 Blüten 10: aufhängen,
Kerne auslösen (IH geo.de/wissen/ernaehrung)
Eiweiß, Fette, Vitamine B1, B2, B3, B6, E, C
Volksmedizin <u>Kerne roh</u>: Bronchitis, schweißtreibend, Schüttelfrost
<u>Tee</u> (2g geröstete Kerne auf 100ml, 2 kl. Tassen tgl.): Kopfschmerzen,
abschwellend bei Erkältung, auswurffördernd, hustenlindernd, Keuch-
husten, Nervosität

Roter Sonnenhut BE = Echinacea: **Reinigung S. 32** Wurzel
(IH kraeuterabc.de/kraeuter/sonnenhut)
Alkamide, Ätherisches Öl, Cichoriensäure, Echinacosid, Flavonoide,
Kaffeesäurederivate
Heilpflanze <u>Tee</u> (1 TL auf 1/4 l Kaltansatz, erwärmen): blutreinigend,
Altersschwäche, Nebenhöhlenentzündung, Lungenentzündung, Ge-
schwüre; <u>Äußerlich Abkochung</u> (5g auf 100ml): Akne, Furunkel, Frost-

beulen, Schwangerschaftsstreifen; <u>Badewasser</u> (1 l Abkochung: schlaffe, unreine, stark gerötete Haut

Spinat BE: Erneuerung S. 34 (IH gesundheit.gv.at)
Vitamine der B-Gruppe, Vitamin C, Beta-Carotin, Kalium, Kalzium, Magnesium, Eisen
Gesundes Blattgemüse <u>roh, gekocht</u>: regt die Blutbildung sowie die Sekretion der Bauchspeicheldrüse, der Magenschleimhaut und der Galle an, wirkt in milder Weise auf die Verdauung

Stachelbeere BE: Schmetterlingsklan S. 28 Blätter 6 - 7, Beeren 7 - 8
(IH gesundheit.gv.at)
Vitamin C, E, Vorstufen zu Vitamin A, Kalium, Kalzium, Magnesium
Volksmedizin <u>BlätterTee</u>: Nierensteine; <u>Beeren roh</u>: entzündliche Erkrankungen, Mundbereich; <u>Beeren Kompott</u>: Fieber, Schüttelfrost

Steinpilz BE: Specht S. 66 (IH geo.de/wissen/ernaehrung)
B- Vitamine, C, D, E, Pantothensäure, Kalium, Zink, Selen
Gesunde Inhaltsstoffe, proteinreich

Wildes **Stiefmütterchen = BE Viola tricolor: Wapiti S. 84** 4-8
(IH arzneipflanzenlexikon.info; LV Kreuter)
Flavonoide, Salicylsäurederivate, Pflanzensäuren, Anthocyane, Schleimstoffe
Volksheilkunde <u>Tee</u> (1 Tasse nüchtern, max. 2-3 Tassen tgl. 2 TL auf 250 ml): reizlindernd, auswurffördernd, blutreinigend, schweiß- u. harntreibend; <u>St +Wacholder</u>: Verstopfung;
<u>Waschungen, Teilbäder</u> (6g auf 100ml): Hauterkrankungen

Stockmalve = Stockrose BE: Otter S. 40 Blüten 7 - 9 (IH aetasvolat.de)
Schleimstoffe, Gerb- und Bitterstoffe, Anthocyane
Klostergärten <u>Tee</u> (1 EL=3 Blüten auf 1/4l, 60 Grad warm, 10 Min. ziehen lassen): Hals, Rachen, Atemwegsbeschwerden, Bronchitis, Asthma; <u>Kaltauszug</u> (2 EL Blüten auf 1 Tasse, tagsüber trinken): Magen-Darmreizungen, Verstopfung, Infektionen der Gallenblase

Storchenschnabel = Ruprechtskraut BE: Habicht S. 52 5-9
(IH kostbarenatur.net)
Bitterstoffe, Gerbstoffe, ätherische Öle, Flavonoide
Volksmedizin <u>Tee</u> (2 TL auf 1/4l, Kaltauszug, 8 Std. stehen lassen, tagsüber trinken, gut + Wacholder u. Salbei): Nasenbluten, innere Wunden, Durchfall, Nieren- u. Blasensteine, Wassersucht, starke Regelblu-
tung. <u>Äußerlich</u> (6g auf 100ml) Gurgeln: Mundfäule, Zahnschmerzen,
Kehlkopfentzündung; <u>Kompressen</u> u. Waschwasser: Augenschmerzen;
<u>Auflagen</u>: frische Wunden, Geschwulste, Fisteln, Kopfrufen, Insekten-
stiche, Blasenleiden; <u>Bäder:</u> Hämorrhoiden, Weißfleckenkrankheit;
<u>Büschel um Hals</u> binden: Zahnen

Tausendgüldenkraut BB Centaury: Waboose S. 30 Geschützt 6-8 Nicht
bei Gastritis (IH bionorica.de/de/gesundheit/heilpflanzen; LV Lipp)
Bitterstoffe, Flavonoide, Phenylpropane, Triterpene
Heilpflanze <u>Tee</u> (1TL auf 1/4l): leicht fiebersenkend, appetitanregend,
Magen- u. Nervenmittel, verdauungsfördernd (für Galle), reinigende
Wirkung bei Gelbsucht, Arthritis, erhöhter Harnsäuregehalt des Blutes;
<u>Äußerlich</u> frisch Waschungen, Kompressen (3g auf 100ml 15 Min. zie-
hen lassen, auflegen): unreine oder gerötete, schuppige Haut, Wund-
heilung, alte Narben

Thymian (T. vulgaris) BE: Biber S. 54 5-7 (IH krautgeschwister.de; LV Kreuter)
Thymol, Carvacrol, Gerbstoffe, Rosmarinsäure, Kaffeesäure, Flavanoi-
de (v.a. Luteolin)
Heilpflanze d. J. 2006: <u>grünes Getränk</u>: schleimlösend; <u>Tee </u>(1TL auf 1
Tasse, 5-10 Min. ziehen lassen, evt. mit Honig, 3 x täglich): hustenlin-
dernd, schleimlösend, Bronchitis, Asthma, Keuchhusten, schweißtrei-
bend, windtreibend, entzündungshemmend für Darmtrakt, leicht
harntreibend, Übergewicht; <u>Badezusatz</u> (frisch, Handvoll): desinfiziert,
Krätze, Milchschorf; <u>Blatt roh</u> zerdrückt: antiseptisch, Verletzungen im
Notfall, Lippengeschwüre, Reinigung der Mundhöhle, Einreibung bei
Zahnschmerzen, Neuralgien, Arthritis, Rheuma, schmerzhaften
Schwellungen, Deodorant; <u>Auflagen </u>nachts: guter Schlaf

Tomate: Weisheit S. 48 (IH lern-bw.de/,Lde/startseite)
B-Vitamine, Provitamin A, Vitamin C, E, Zink, Kalium, Magnesium
Gesundes Fruchtgemüse: Herzgesundheit, Blutdruck

Traubensilberkerze: Mond S. 20 Wurzel
(IH bionorica.de/de/gesundheit/heilpflanzen)
Triterpen-Glykoside, Gerbstoffe, Phenolcarbonsäuren
Heilpflanze Präparate, <u>Tee</u>: Wechseljahresbeschwerden

Vanille BE: Einsicht S. 76 (IH pharmawiki.ch)
Vanillin, organische Säuren, Phenole, Alkohole, Ketone, Aromaten
Ayurveda, Wissen der Azteken gesunde <u>Gewürzküche</u>: entzündungs-
hemmend, schmerzlindernd, Stimmung aufhellend

Veilchen BE Violet: Braunbär S. 70 3-4 Blüten ohne Stiel, Blätter
(IH krautgeschwister.de; LV Kreuter)
Saponine, Bitterstoffe, Flavonoide, Glykoside, Salizylsäure
z.B. Pfarrer Kneipp, H. v. Bingen <u>Tee</u> (1EL auf 1/4l): Lösen von Giftstof-
fen, schwerer Kopf, Halsschmerzen; <u>Brei</u> im Wickel als Brustauflage
v.a. bei Kindern: Atemwegserkrankungen, heilend, schweißtreibend

Vogelbeere BE Eberesche: Hirsch S. 56 Früchte 11-12 nach dem ersten
Frost Nicht roh verzehren! (IH krautgeschwister.de)
Vitamin C, organische Säuren, Pektin, Sorbit, Gerbstoffe, ätherische
Öle, Beta-Carotin, Tannine, Anthocyane, Sorbitol, Bitterstoffe, Kalium,
Magnesium, Phosphor, Spurenelemente (wie Zink, Eisen), Ballaststoffe
Volksmedizin <u>Saft</u> (50-80g tgl.): Dünndarmentzündung, Durchfall, entzündungshemmend bei Hämorrhoiden, harntreibend; <u>Gelee</u> aus Saft:
Galle; <u>Äußerlich</u> getrocknete Beeren (Abkochung 5g auf 100ml): Gurgeln, Waschungen, Hals- u. Mandelentzündung; <u>Schnaps</u> (1/2 Flasche
voll frischer Beeren, mit klarem Schnaps auffüllen,
sechs Wochen Sonne oder Wärme, mehrmals schütteln, 1 TL Schnaps
pro Tag): hoher Augendruck, (die abgeseihten Beeren für Gelee verwenden)

Vogelmiere BE: Erde S. 16 3-10 (IH de.wikipedia.org/wiki)
Saponine, Kalzium, Kalium, Magnesium, Eisen
Volksmedizin <u>Salat</u>: stoffwechselaktivierend; <u>frische Auflage</u>: Lungenleiden, Herzschwäche, Stoffwechsel aktivierend; <u>Tee</u> (3g auf 100ml):
harntreibend, schweißtreibend; <u>Bäder</u>, Teilbäder, <u>Kompressen</u> (6g auf
100ml): unreine Haut, Akne, Eiterbläschen, erweiterte Gefäße

Wacholder BE: Schneegans S. 38 Blätter, Zweige 4 – 9 Früchte 10
Nicht bei Nierenleiden u. in der Schwangerschaft! Vorsichtig dosieren!
(IH naturzyt.ch)
Ätherisches Öl, Flavanoide, Gerbstoffe, Bitterstoffe
Alte Heilpflanze <u>Blätter, Zweige</u> (Abkochung 10g auf 100ml als Bad,
Fußbad): leicht desinfizierend, fördert den Blutkreislauf, anregend,
reinigend, Rheumatismus, Ischias; <u>Zweige</u> (roh zerstampft Kompres-
se): Antiseptikum, desinfiziert, Akne, Schuppen, äußere Blutungen,
Rheumatismus, Ischias, Fußpilz <u>Früchte</u> <u>Tee </u>(2g gequetschte Beeren
auf 100ml) oder <u>Auszug</u> (2 TL Beeren mit 1/4l kaltem Wasser ansetzen,
nach 10-12 Stunden abseihen, 2-3 Tassen schluckweise täglich): Kopf-
schmerz, Migräne, Asthma, hustenlindernd, Magenbeschwerden,
Druckgefühl, Sodbrennen, Blähungen, Lebermittel, Magen- u. Nervenmittel, harn - u. schweißtreibend

Walnuss BB Walnut: Rabe S. 80 Blätter ohne Stiel 5-8, Vorsicht bei
Magenempfindlichkeit, reife Früchte
(IH bionorica.de/de/gesundheit/heilpflanzen; LV Lipp)
Blätter: Gerbstoffe, Flavonoide, Kaffeesäure, Vanillinsäure, ätherische
Öle; Früchte: mehrfach ungesättigte Fettsäuren, Beta-Carotin, B- Vi-
tamine, Zink, Eisen, Selen, Kalzium, Magnesium
Heilpflanze <u>Blätter</u> (Abkochung 1g auf 100ml, 1Tasse nach den Mahl-
zeiten): blutdrucksenkend, Magen-Darmentzündung, senkt Blutzu-
ckergehalt des Blutes, sedativ, Arthritis; <u>Äußerlich</u> (Abkochung 5g auf
100ml): kleine Geschwüre im Mund, Gurgeln, geschwollene Lymphdrüsen in Hals u. Nacken, Akne, Ekzeme, kleine Geschwüre auf der
Haut u. im Mund, Gurgeln, Rötungen der Schamteile, <u>Fußbad</u>:
Schweißfüße; <u>Trennwände der reifen Früchte</u> (10 – 12 Stück in 1/4l

Wasser 2-3 Min. kochen, 10 Min. ziehen lassen, schluckweise 1x tgl).:
Herz stärkend; <u>Walnussöl</u>

Wasser BB Rock Water: Mond S. 20
Leitungswasser: Kalzium, Magnesium, Natrium, Sulfat, Fluor, Eisen,
Zink (Inhaltsangabe staysafe-filtershop.com)
Wasser ist ein wichtiger Informationsträger! Genieße es in jeder Form
bewusst und dankbar! (s. Literaturhinweise Masaru Emoto)

Wegerich BE Spitzwegerich: Puma S. 42 Blätter 6-8 Breitwegerich
Samen 8 – 9 (IH gesundheit.gv.at; LV Lipp)
Vitamin C, B-Vitamine, Kieselsäure, Zink, Kalium, Schleimstoffe, Bitterstoffe, Gerbstoffe
Heilpflanze d. J. 2014 <u>Blätter</u> (Grünes Getränk): Bronchien, trockener
Reizhusten; <u>Tee</u> (frisch zubereiten 1-2 g auf 100ml, max.3 Tassen tgl.):
Asthma- u. Lungenmittel, Würmer, Bettnässen, Hypermenorrhoe; <u>Blät-
ter roh</u> zerdrückt: Insektenstiche, Ekzeme, Verbrennungen, Wunden,
rissige Lippen; <u>Saft</u> für Augenspülung: Augenermüdung; <u>Paste, Kom-
presse</u> (Pflanze gekocht, zerdrück): Blasen, Infektionen, Furunkel, rissige Lippen, Verstauchungen;
<u>Aufguss </u>(1EL auf 1/4l, 15 Min. ziehen lassen, abseihen): lauwarme
Augenspülung bei Augenentzündungen; <u>Wurzel </u>roh zerstampft: Umschlag bei Zahnschmerzen
Breitwegerich Samen (Abkochung 5g auf 100ml): Leberleiden, Mandelentzündung, Lymphknoten, Geschwüre, Abführmittel

Weide = BB Willow Rinde von 2 - 3jährigen Bäumen, Äste 10 - 11
Vorsicht Kontraindikationen!!
(IH pharmawiki.ch/wiki; bionorica.de/de/gesundheit/heilpflanzen)
Salicylglykoside, Gerbstoffe, Polyphenole
Volksmedizin <u>Abkochung</u> (2gr auf 100 ml): Fieber, Erkältung, Schmer-
zen, entzündungshemmend, Verdauungsprobleme, harntreibend,
Rheuma, Gicht, Blasenentzündung; <u>Äußerlich </u>Umschläge, Waschun-
gen, Bäder (Abkochung 5 gr auf 100 ml): Hornhaut, Hühneraugen,
Warzen; <u>Fußbad</u>: Schlaflosigkeit

Weidenröschen BE: Donnervogelklan S. 26 Wurzel 9-10 / 3-5; Blätter
7 – 10 Bei Magen-Darmempfindlichkeit Verträglichkeit testen!
(IH krautgeschwister.de)
Flavonoide, Gerbstoffe, Vitamin C, Pektin, Schleimstoffe, Tannine
Volksgesundheit **Schmalblättriges W.** Wurzel (Abkochung 2g auf
100ml, kurz ziehen lassen, schluckweise früh u. abends
1/2 Std. vor dem Essen): Entzündung im Mund- u. Halsbereich, Heuschnupfen, sedativ bei Husten, Durchfall, Dickdarm- u. Dünndarmentzündung, Hämorrhoiden, Prostata; Gurgeln, Waschung, Kompressen
(Abkochung 6g auf 100m): leichte Verletzungen, Hautentzündung,
Hämorrhoiden
Kleinblütiges Weidenröschen Blätter Tee (1-3 TL auf 1/4 l): Prostatabeschwerden, Akne bei Buben

Weihrauch: Mudjekeewis S. 72 (IH krautgeschwister.de)
Ätherische Öle, Harze, Boswelliasäure, Schleimstoffe
Traditionelles Heilmittel, Ayurveda, Studien
Räuchern, Extrakt in Kapseln, Tabletten: entzündungshemmend, anti-
bakteriell, antidepressiv, schmerzlindernd

Weinraute BE: Schlange S. 82 5-8 Blätter Vorsicht, in großen Mengen
giftig! (LV Kreuter)
Ätherisches Öl, Flavanoide (v.a. Rutin), Alkaloide
Volksmedizin Kleine Salatbeigabe: Kopfschmerzen, Augenschmerzen;
Äußerlich roh gegen Motten, Fliegen, Wanzen, Flöhe (Kleiderschrank);
Blätter Breiumschläge: Bienenstiche; Saft der Blätter: Warzen betup-
fen; Teeaufguss (mit 1/5 W.+ 4/5 Wasser Augen benetzen 3x tgl.):
Steigerung der Sehkraft

Weinrebe BB Vine: Wapiti S. 84 reife Trauben 8-10, rote Blätter 9-11
(IH doclabor.com)
organische Säuren, Polyphenole, B - Vitamine, Kalium, Kalzium, Eisen
Heilpflanze des Jahres 2023
Trauben: Reinigende, aufbauende Kuren; Saft (Abkochung): erwei-
chend bei Husten u. Halsentzündungen; Wein-Essig: reinigt Wunden,

Prellungen; <u>Blätter</u> (Abkochung 4g auf 100ml): Kreislaufbeschwerden, entzündungshemmend, schützt Kapillargefäße bei einigen Arten von Venenerkrankungen; <u>Äußerlich</u> (8g auf 100ml Abkochung): entzündungshemmend, oberflächlich erweiterte Gefäße, Frostbeulen

Weißdorn BE: Liebe S. 64 Blüten 5-6/ Früchte 8-9 Ärztliche Befragung! (IH zentrum-der-gesundheit.de; hansemanns-team.de)
Flavonoide, Vitamin C, Carotinoide, Pektine, oligomere Procyandine
Heilpflanze des Jahres 2019, H. v. Bingen: <u>Blüten</u> (1g auf 100ml, 1-2 Tassen untertags und vor dem Schlafen): beruhigend bei Bluthochdruck, Herzklopfen, herzstärkend, Schlaflosigkeit; <u>Früchte</u> (Abkochung 2g auf 100ml, 2 kl. Tassen tgl).: Durchfall, Harnretention

Weiße Taubnessel: Klarheit S. 46 Blüten 4-8 (IH de.wikipedia.org)
Saponine, Cholin, ätherische Öle, Iridoide, Flavonole
Volksmedizin <u>Blätter</u> und junge Triebe <u>roh</u> essbar; <u>Tee</u> (2TL auf 1/4 l, 5 - 10 Min. ziehen lassen): Fieber, innere Hitze, Durchfall, Blasenentzündung, Periodenschmerzen, unregelmäßige Menstruation <u>Äußerlich</u> (2 EL auf 1/4l): Venenleiden, Krampfadern, entzündete Haut, Juckreiz, fette Haut, fette Haare

Weißklee = BE weißer Klee: Vertrauen S. 62 Blüten 5-9 Verträglichkeit testen (IH kostbarenatur.net)
Asparagin, ätherische Öle, Gerbstoffe, Glykoside, Isoflavonoide, Kalium, Kalzium, Magnesium, Phytohormone, Phytoöstrogene, Phytosterole, Polyphenole, Vitamin B1, Vitamin B3, Vitamin C
Volksmedizin <u>Blüten</u> getrocknet oder frisch (1TL pro Tasse, tagsüber): Herz- u. Nerventee, blutreinigend, Magen- Darmkatarrh, Durchfall, Drüsenentzündungen, rheumatische Schmerzen

Weißtanne BE Tanne Triebe 4-5, Zweige ganzjährig
(IH naturapotheke-magazin.de/altes-heilwissen-die-tanne)
Ätherisches Öl (Camphen, Pinen, Limonen u. a.), Harz, Vitamine, Mineralstoffe, Flavonoide, Gerbstoffe

Volksmedizin <u>Abkochung</u> (2g auf 100ml, kleine Tasse 2x tgl., verdünnt beginnen): Katarrh, Atemwege, Lunge, Harnwege, Rheumatismus; <u>Äußerlich Kompressen </u>(Abkochung 5g auf 100ml, 15 Min. auflegen): Blutkreislauf aktivierend, desinfizierend, desodorierend, Rheumatismus; Handvoll Triebe oder kl. Zweige im <u>Badewasser</u>: belebend, desodorierend nach einem Sporttag

Weizen BE: Reinheit S. 36 Verträglichkeit beachten, Verzehr beschränken (IH zentrum-der-gesundheit.de)
Vollkorngetreide: Vitamin A, Betacarotin, Vitamin B1, B2, B3, B5, B6, B7, B9, E, K, Natrium, Kalium, Kalzium, Magnesium, Phosphor, Eisen, Zink, Kupfer, Mangan
Nährstoffreiches Brotgetreide

Wermut = Sagebrush BE: Shawnodese S. 58 8-9 leicht giftig! Nicht in der Schwangerschaft! Einnahme max. 2 – 3 Wochen (LV Kreuter; Lipp)
Bitterstoffe, ätherische Öle, Flavanoide, Gerbstoffe, Vitamin C, B6
Volksmedizin Tee (1TL auf kleine Tasse, bei Bedarf 1-2 kl. Tassen tgl., 5 - 10 Min. ziehen lassen, vor den Mahlzeiten schluckweise trinken): appetitanregend, verdauungsfördernd, Magen, Leber, Darmkoliken; <u>Waschungen, Kompressen, Bäder</u>: Insekten- u. Mückenstiche, Juckreiz, Hautkrankheiten, Prellungen

Wiesenschaumkraut BE 4-5 Blüte u. Blattrosette
(IH de.wikipedia.org/wiki; tausendgruen.net)
Senfölglykoside, Bitterstoffe, Vitamin C, Kalium, Eisen, Magnesium
Volksmedizin <u>Junge Blätter</u> im Salat oder <u>Saft</u> (20-50g) vor dem Mittagessen: reinigt Magen, Gedärme u. Lungen; getränkte <u>Kompressen</u> (5g auf 100ml): Rheumatismus

Ysop BE: Liebe S. 64 Blüten u. Blätter 6-7 Nicht bei nervöser Reizbarkeit! (LV Kreuter; IH utopia.de)
Senfölglykoside, Bitterstoffe, Vitamin C, Kalium, Eisen, Magnesium
Ätherische Öle, Flavanoide, Gerbstoffe, Bitterstoffe

Klostergärten, Volksmedizin, <u>Gewürz, frische Blätter</u> u. Triebspitzen in Salat, Soßen, Kartoffelsuppe u. Bohnengemüse; <u>Tee</u> (2 TL auf 1/4l, 2-3 kl. Tassen tgl.): Erkältungskrankheiten, Husten, Heiserkeit, Asthma (stündlich 1 EL), kreislaufanregend, Magenkrankheiten, Entzündungen der Galle, Anregung der Verdauung, Nieren u. Harnwege

Zaubernuss BE = Hamamelis: Wapiti S. 84 Blätter 4-10, Rinde Gering dosieren! (IH erlebnisraum-gesundheit.de)
Gerbstoffe, Flavanoide, ätherische Öle, organische Säuren
Naturheilkunde <u>Äußerlich</u> (2g auf 100ml): Juckreiz, Hämorrhoiden, Bluterguss, Schwellungen, Verstauchungen; <u>Salben, Gesichtswasser</u>

Zaunwinde BE: Wabun S. 44 6-9 Blüten, oberer Spross in Vollblüte (IH pflanzenfreunde.com/heilpflanzen)
Gerbstoffe, Harz, Mineralsalze
Volksmedizin Junge <u>Blätter</u> im Salat: reinigend; <u>Blüten</u> <u>Tee</u> (1 TL auf 250 ml, 2x täglich max. 1/2 Tasse!): Blasenleiden, Lungenentzündung

Zeder: Mudjekeewis S. 72 (IH utopia.de; kraeutermax.com)
Zedernkerne: Linolsäure, Vitamine B1, B2, B3, E, Eisen, Magnesium, Kupfer, Kalzium, Kalium, Jod, Zink, Silicium, Mangan; Holzöl: Vitamin A
Naturheilkunde <u>Öl</u> entzündungshemmend, antiseptisch unterstützend bei Akne, Ekzemen, Schuppenflechte, Muskelschmerzen; <u>Inhalation:</u> Erkältung, Husten lindernd; <u>Aromatherapie:</u> Angstzustände, Schlafstörungen; <u>Zedernkerne:</u> wertvolle Inhaltsstoffe, nervenstärkend

Zimt BE: Mudjekeewis S. 72 (IH aok.de/pk/magazin/ernaehrung)
Zimtaldehyd, Polyphenole, Eugenol
Ayurveda, traditionelles Hausmittel <u>Küchengewürz, Zimtstangen:</u> bei Blutungen, Zahnproblemen, Mundgeruch und Verdauungsproblemen

Zinnkraut = BE Ackerschachtelhalm: Rabe S. 80 5-9 Verwechslungsgefahr! Vorsicht bei eingeschränkter Herz- u. Nierentätigkeit! (Arzt befragen) (IH imupret.de/schachtelhalm)

Kieselsäure, Silizium, Flavonoide, Polysaccharide, Kalium, Kalzium, Magnesium
Heilkraut, H. v. Bingen <u>Tee</u> (2TL auf 1/4l kochendes Wasser, 10 Min. auskochen, abseihen, oder über Nacht kalt ansetzen, kochen, 1 Min. ziehen lassen, zwischen den Mahlzeiten 2-3 Tassen tgl.): Lungenerkrankung, Magenmittel, Blinddarm, Diabetes, Nervenmittel harntreibend, Entschlackung, Blasenerkrankung, Wassersucht, Nierenleiden, Bettnässen, Gicht, Rheuma, Prostata; <u>kurmäßig</u> Krampfadern (3-5 Tassen tgl.) <u>Äußerlich</u> (5g auf 100ml): Gurgeln bei Halsbrennen; <u>Umschläge</u>: im Nierenbereich, bei Hämorrhoiden, rheumatische Schmerzen (bei entzündl. Prozessen kalte Umschläge), Wundversorgung, Verbrennungen, Knochenbrüche; Waschungen: Wundversorgung, Lippengeschwüre

Zitrone BE: Reinigung S. 32 (IH kraeutermax.com; zentrum-der-gesundheit.de)
Vitamin C, Zitronensäure, Bioflavonoide, B-Vitamine, Kalzium, Kupfer, Eisen, Magnesium, Phosphor, Kalium
Volksgesundheit <u>Saft</u>: (heißes Wasser, Saft, Honig): Erkältungen; <u>Zitronenwasser</u> (vor dem Frühstück): gesunde Verdauung, (zu den Mahlzeiten): gegen Völlegefühl; <u>Äußerlich</u>: Akne

Zitronenmelisse BE = Melisse: **Mudjekeewis S. 72** Blätter, Blütenstände 5-9 (LV Lipp; Kreuter)
Vitamine C, E, Betakarotin, Terpene, ätherische Öle, Gerbstoffe
Heilpflanze d. J. 1988: <u>Tee</u> (2TL auf 1/4l morgens nüchtern u. abends vor dem Schlafen): entschlacken, entgiften, Kopfschmerzen, Zahnschmerzen, Herpes, Brechreiz, Übelkeit, nervöse Herzbeschwerden, nervöse Verdauungsstörungen mit Blähungen, Koliken, beruhigend, krampflösend, nervenberuhigend, schlaffördernd, Nieren- u. Blasentee, Prostata, krampfartige Periodenschmerzen; antiseptisch; <u>Schlafkissen</u>

Zitterpappel = BB Aspen: Rabe S. 80 Blätter im Frühling
(IH kostbarenatur.net)
Ätherische Öle, Benzoesäure, Flavonoide, Gerbstoffe, Glykoside, Mineralsalze, Salicin
Pflanzenheilkunde <u>Tee</u> (1 EL auf 1/4 ml): Heuschnupfen, Kreislauf-
schwäche, gegen Blutandrang, Leber, Verdauung, Entspannung, Vergif-
tung, Blasenleiden (tagsüber trinken), Hautprobleme

Zucchini BE: Waboose S. 30 (IH gesundheit.gv.at)
Kalzium, Magnesium, Eisen, B-Vitamine, Vitamin A, Vitamin C
Volksgesundheit, Ayurveda: <u>Roh und gekocht</u>: kalorienarm, gesund,
gut für Verdauung, entzündungs- und schmerzlindernd

Zuckerrohr Vollrohrzucker: Shawnodese S. 58 (IH de.wikipedia.org)
Eisen, Magnesium, Kalzium, Phosphor, B-Vitamine
Hohe Süßkraft, wie alle Zucker maßvoll verwenden!

Zuckerrübe BE: Schilkrötenklan S. 22 (IH gesundheitsgeber.de)
Eisen, Magnesium, Kalium, Folsäure
<u>Rübensirup, Melasse</u> Hohe Süßkraft, maßvoll verwenden

Zwetschge Be verwandt **Pflaume: Weisheit S. 48_9** (IH gesundheit.gv.at)
Vitamin C, E, B-Vitamine, Provitamin A Kalium, Eisen, Zink, Kalzium,
Magnesium, organische Säuren
Volksgesundheit, TCM <u>Roh, Kompott, getrocknete</u> Pflaumen: entzün-
dungshemmend, fördert Leberfunktion, gut für Verdauung

Zwiebel BE: Puma S. 42 ganzjährig (IH de.wikipedia.org; LV Lipp; Kreuter)
Vitamin A, B - Vitamine, C, K1, Kalzium, Eisen, Magnesium, Natrium,
Phosphor, Kalium, Zink
Heilpflanze des Jahres 2015 <u>frisch</u>: senkt Blutdruck und Blutfettwerte,
gegen Keime u. Pilze, entgiftend, gut für den Darm, gegen Depressio-
nen (größere Mengen), <u>Saft</u> (mehrmals täglich 1 TL): harntreibend;
<u>aufgeschnitten</u>: Insektenstiche, Juckreiz; <u>Saft mit Honig</u> (stdl. 1 EL):
Atemwegserkrankungen, Hustenreiz; <u>gekocht</u>: gegen Warzen

Zypresse: Habicht S. 52 Zapfen 1-3 des zweiten Jahres; Nadeln / junge Zweige 3-4 (IH gesundheitswissen.de/heilpflanzen)
Ätherische Öle, Tannine, Flavonoide, Phenolverbindungen
Heilpflanze <u>Zapfen</u> (2g auf 100ml 2-3 Löffel pro Tag): fiebersenkend, Durchfall, kräftigt die Blase; <u>Äußerlich</u> (5g auf 100ml): Krampfadern, Hämorrhoiden, kräftigt die Blasenmuskulatur (bei nächtl. Harnverlust); <u>Nadeln oder junge Zweige Abkochung</u> (2g auf 100ml 2-3 Löffel pro Tag): fiebersenkend, balsamisch, hustenlindernd, beruhigend; <u>Äußerlich Waschungen, Packungen</u> (6g auf 100ml): antiseptisch, epithelbildend

Register aller Pflanzen- und Essenznamen

Borretsch S. 62, 63, 93 Vertrauen
Braunelle S. 70. 71, 93 Braunbär
Brennnessel S. 78, 79, 93 Stärke
Brokkoli/Broccoli S. 78, 79, 94 Stärke
Brombeere S. 56, 57, 94 Hirsch
Brunnenkresse S. 32, 33, 94 Reinigung
Buche/Buchecker S. 36, 37, 94 Reinheit
Buchweizen S. 34, 35, 95 Erneuerung
Calendula s. Ringelblume S. 48, 49, 123 Weisheit
Cayennepfeffer S. 44, 45, 95 Wabun
Centaury s. Tausendgüldenkraut S. 30, 31, 131 Waboose
Champignon s. Wiesenchampignon S. 66, 67, 95 Specht
Cherry Plum s. Kirschpflaume S. 52, 53, 110 Habicht
Chestnut Bud s. Kastanienknospe S. 18, 19, 110 Sonne
Chicoree = *Chicory* **S. 64, 65, 95** Liebe
Chili s. Cayennepfeffer S. 44, 45, 95 Wabun
Cimicifuga s. Traubensilberkerze S. 20, 21, 132 Mond
Corn s. Mais S. 16, 17, 116 Erde
Crab Apple s. Holzapfel S. 70, 71, 106 Braunbär
Crisp Salad s. Feldsalat S. 40, 41, 99 Otter
Cumin = Kreuzkümmel S. 62, 63, 112 Vertrauen
Dandelion s. Löwenzahn S. 52, 53, 115 Habicht
Dattel S. 68, 69, 96 Stör
Dill S. 28, 29, 96 Schmetterling
Dinkel S. 70, 71, 96 Braunbär
Distel s. Ackerkratzdistel S. 24, 25, 88 Froschklan
Dost s. Oreganum S. 70, 71, 119 Braunbär
Eberesche s. Vogelbeere S. 56, 57, 132 Hirsch
Echinacea s. roter Sonnenhut S. 32, 33, 129 Reinigung
Ehrenpreis S. 64, 65, 96 Liebe
Eibisch S. 52, 53, 96 Habicht
Eisenkraut S. 68, 69, 97 Stör
Erbse S. 22, 23, 97 Schildkrötenklan
Erdbeere / Wald-Erdbeere S. 50, 51, 97 Erleuchtung
Erdnuss S. 22, 23, 97 Schildkrötenklan

Literaturhinweise

Sun Bear & Wabun Wind:
Das Medizinrad, Goldmann Verlag, Arkana 1997

Sun Bear, Wabun Wind, Crysalis Mulligan:
Das Medizinrad Praxisbuch, Goldmann Verlag, Arkana 1997
Die große Enzyklopädie der Heilpflanzen - Ihre Anwendung und ihre
natürliche Heilkraft, Neuer Kaiserverlag Klagenfurt 1994

Dirk Albrodt Hrsg.:
Illustrierte Enzyklopädie der Blütenessenzen und Illustrierte Enzyklo-
pädie der einheimischen Blütenessenzen, Edition Tirta REISE KNOW-
HOW Verlag Peter Rump GmbH Bielefeld

Edition Methusalem: Das große Lexikon der Heilsteine, Düfte und
Kräuter, Methusalem Verlags - GmbH, Neu-Ulm

Frohn Birgit – Uber Heiner – Xokonoschtletl:
Medizin der Mutter Erde Orbis Verlag 2002

Kreuter Marie-Luise: Der naturgemäße Kräutergarten, BLV Verlagsge-
meinschaft mbH München 1997

Kubi Clemens:
Heilung – das Wunder in uns, Kösel Verlag 2005

Künzle Pfr. Joh.: Das große Kräuterheilbuch - Ratgeber für gesunde und
kranke Tage nach der giftfreien Heilmethode und den Orginalrezepten
von Pfr. Joh. Künzle, Verlag Otto Walter AG Olten

Lipp Frank J.: Kräuterheilkunde TASCHEN GmbH Köln 2002

Mali Ilse: Bachblüten als Chance und Hilfe, Droemersche Verlagsan-
stalt Th.Knaur Nachf. München

Mary Summer Rain: Leben und Heilen mit der Natur - Earthway, Bauer
Hermann Verlag 1994

Masaru Emoto: Die Botschaft des Wassers, Koha Verlag
Die Botschaft des Wassers - Das Vermächtnis, EchNaton Verlag

Müller Erich/ Sauer Helmut: Hausbuch der Naturmedizin, Verlagsge-
sellschaft mbH, Herrsching 1987
Mary Summer Rain: Leben und Heilen mit der Natur - Earthway, Bauer
Hermann Verlag 1994

Müller-Kasper/Uzunoglu: Medizin aus dem Klostergarten, Tosa Ver-
lagsgesellschaft 2005

Phillips Roger: Heilpflanzen sehen und erkennen, Droemersche Ver-
lagsanstalt Th. Knaur Nachf. München 1990

Peter Pukownik: Kleine Hausapotheke Gottes, Lico Verlag 2003

Schwester Bernardines große Naturapotheke, Mosaik Verlag 1983

Kasparek Rita:
alle Bände bei BoD – Books on Demand, Norderstedt

Reihe: Das Medizinrad als Schlüssel zum Glück
Teil 1 Innenschau ISBN 9-783753-405391
Teil 2 Die Gabe des Winters ISBN 9-783753-420837
Teil 3 Der Zauber des Frühlings ISBN 9-783753-439044
Teil 4 Die Melodie des Sommers ISBN 9-783753-477183
Teil 5 Die Farben des Herbstes ISBN 9-783754-317198
Teil 6 Die vier Wege zur Mitte ISBN 9-783756-214716
Teil 7 Die Quqdratur des Kreises ISBN 9-783754-337592

__Reihe: Lachen und Weinen mit Marlene__
Der ganz gewöhnliche Alltag einer Medizinrad-Lehrerin

Band 1: ISBN 978-3-7392-1437-5
Ausschnaufffen im Altweibersommer - Marlenes Seelen-Bratgeber

Band 2: ISBN 978-3-8693-7238-9
Abschied ist das Allerletzte - Marlenes Trauer-Bratgeber

Band 3: ISBN: 978-3-7481-4837-1
Glücklich in jeder Beziehung - Marlenes Kuschel-Bratgeber

Dank

Wie immer gilt mein größter und erster Dank meinem geistigen Vater Sun Bear sowie meiner schamanischen Lehrerin Alicia Hamm.
Dank an meine Großeltern und Urgroßeltern, meinen Vater, der mich so oft in den Wald oder unseren kleinen Schrebergarten mitgenommen hat, sowie an meinen Bruder, der stundenlang an besonderen Orten verweilen konnte, um seine wahren Wurzeln zu finden.

Natürlich danke ich den Kräuterfrauen, auf deren lehrreichen Spuren ich gehen durfte, und allen, die mein Interesse für die Geheimnisse der Pflanzen weckten und verstärkten, Fragen stellten oder beantworteten, all den Buchautoren, die ihr großes Wissen so freimütig mit uns teilten.

DANKE an Mutter Erde und besonders an die geliebten Bäume, mit denen ich meine Kindheit verbrachte, die Birke und die große Trauerweide, die sich von mir stets bereitwillig umarmen ließen!!

Ausblick und Kontakt

Falls Du Interesse hast, tiefer einzusteigen oder an der monatlich statt-
findenden Medizinradveranstaltung teilzunehmen, kannst Du gerne im
Seminarraum P-Angelis zusammen mit Gleichgesinnten üben.
Aktuelle Termine hierzu erfährst Du auf Nachfrage unter

emailadresse kasparek.r@gmx.de

oder bei https://p-angelis.blogspot.com

Hier findest Du unter „Medizinrad Tagesenergie" an 365 Tagen im Jahr
eine aufmunternde Botschaft, wie Du leicht und offen durch den aktuellen Tag gehen kannst.

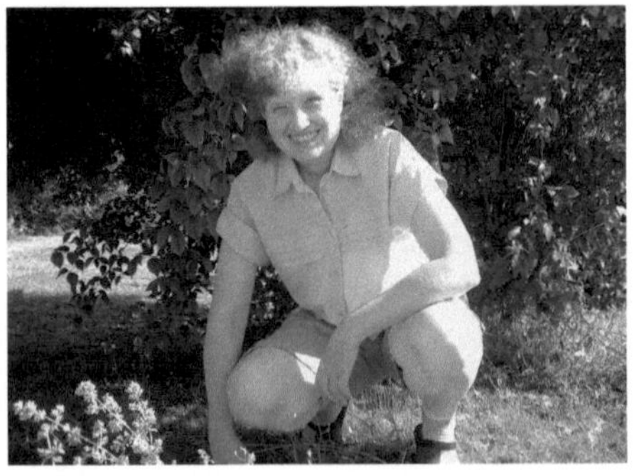

Ruf gerne an: Tel. 08296 375